허리 통증 잡는 1분 공체조

Youtsu ga Naoru ROM Taisou
ⓒShintarou Sakai / Gakken Publishing 2012
First published in Japan 2012 by Gakken Publishing Co., Ltd, Tokyo.
Korean translation rights arranged with Gakken Publishing Co., Ltd
through PLS Agency, Seoul.

Korean edition right ⓒ 2013 by NEXUS Co., Ltd., Seoul

이 책의 한국어판 저작권은 PLS 에이전시를 통해
Gakken Publishing Co., Ltd와 독점 계약한 ㈜넥서스에 있습니다.
저작권법에 의하여 한국 내에서 보호를 받는 저작물이므로 무단 전재와 무단 복제를 금합니다.

허리 통증 잡는 1분 공 체조

지은이 사카이 신타로
옮긴이 조미량
펴낸이 안용백
펴낸곳 ㈜넥서스

초판 1쇄 발행 2013년 1월 30일
초판 5쇄 발행 2014년 10월 10일
2판 1쇄 발행 2015년 9월 20일
2판 2쇄 발행 2015년 9월 25일

출판신고 1992년 4월 3일 제311-2002-2호
04044 서울시 마포구 서교동 394-2
Tel (02)330-5500 Fax (02)330-5555

ISBN 979-11-5752-533-1 13510

저자와 출판사의 허락없이 내용의 일부를
인용하거나 발췌하는 것을 금합니다.
저자와의 협의에 따라서 인지는 붙이지 않습니다.

가격은 뒤표지에 있습니다.
잘못 만들어진 책은 구입처에서 바꾸어 드립니다.

*이 책은 『허리 통증 잡는 하루 2분 공체조』의 개정판입니다.

www.nexusbook.com

넥서스BOOKS는 ㈜넥서스의 실용 브랜드입니다.

허리 통증 잡는 1분 공체조

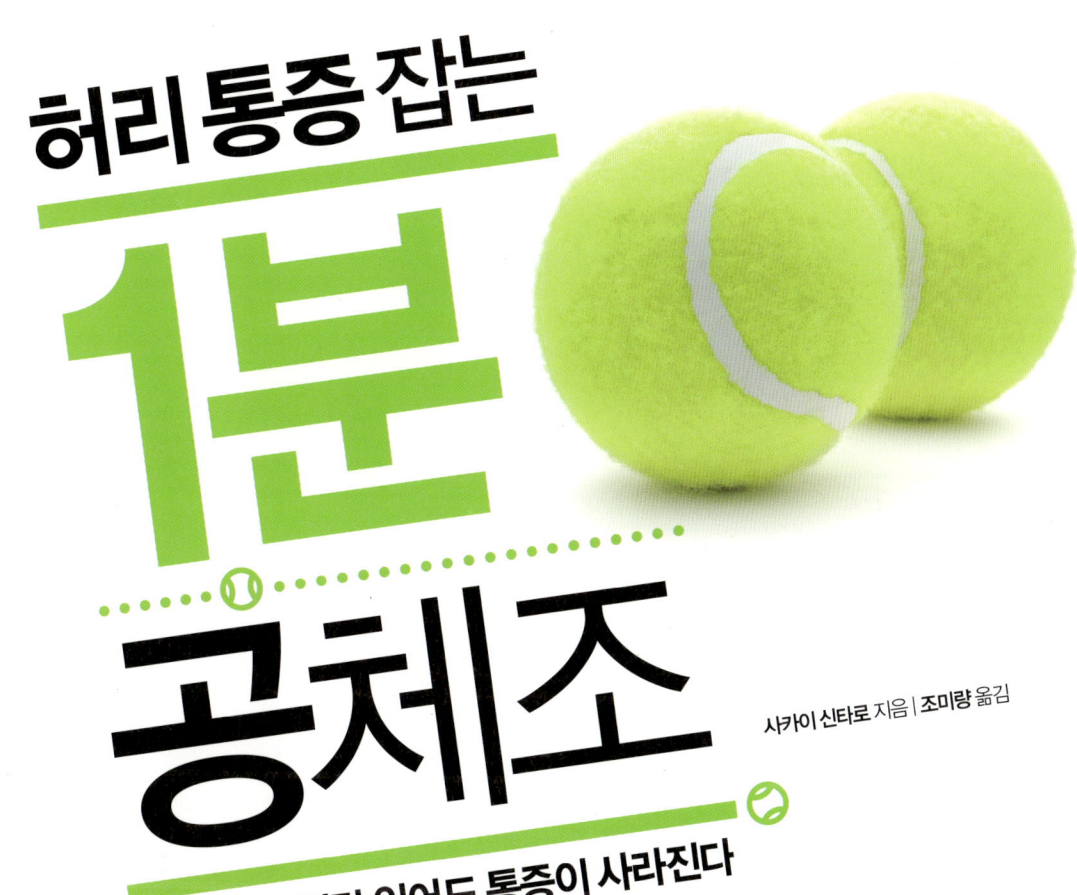

공 위에 누워만 있어도 통증이 사라진다

사카이 신타로 지음 | 조미량 옮김

넥서스BOOKS

여는 글

원인을 알면
허리 통증은 반드시 낫는다

허리 통증은 국민병이다. 세 명 중 한 명이 현재 허리 통증으로 고민하고, 80%가 평생에 한 번은 허리 통증을 겪는다고 한다. 난감한 것은 원인이 확실한 허리 통증은 15%에 불과하고, 나머지 85%는 원인을 알 수 없다는 것이다. 의학은 하루가 다르게 발전하는데, 실제로 대부분의 사람들이 한 번쯤은 겪는 허리 통증의 원인조차 규명할 수 없는 경우가 태반이다.

클리닉을 개업하고 12년 동안 약 60만 명의 환자를 진찰했다. 입소문과 미디어의 영향으로 도쿄뿐만 아니라 지방과 외국에서 찾아오는 환자도 많다. 나에게 진료를 받기 위해 어렵게 찾아오는 것에 미안함을 느끼면서 한편으로는 의료기관이 부족한 것도 아닌데 허리 통증을 호소하는 환자가 왜 이렇게 많은지 놀라게 된다.

현재 어떤 허리 통증에나 효과를 발휘하는 치료법은 없다. 나는 증상이 나아진다면 수술을 하든 보존요법(재활요법, Conservative treatment: 외과적 수술 없이 증상을 치료하는 방법)으로 치료하든 상관없다고 생각한다. 실제로 통증 클리닉과 신경내과의 공동 연구도 진행되고 있다. 그러나 허리 통증의 가장 큰 원인은 외상적인 것보다 '평소에 일 또는 취미 생활을 하면서 반복하는 자세와 행동'에 있다. 이런 통증은 짧은 시간의 문진이나 엑스레이 촬영으로는 원인을 찾을 수 없다. 허리 통증의 85%가 원인불명인 이유가 여기에 있다.

나 또한 허리 통증으로 고생하다가 극복한 적이 있다. 내 경험에 비춰 보아 진료실에서 의사와 나누는 대화는 정말 중요하다. 환자의 오감이 정밀 검사보다 정확하게 병을 감지하기 때문이다. 원인을 모르는 채 일시적으로 통증만 가라앉히는 치료보다 통증을 완치하고 재발되지 않게 하는 치료가 중요하다. 그러기 위해서는 환자가 허리 통증이 일어나는 원인과 셀프케어의 중요성을 반드시 이해해야 한다. 이 책은 여기에 초점을 맞춰 관절포(Aarticular Capsule: 윤활주머니) 내 교정의 셀프케어법을 소개한다. 이를 여기서는 '공을 이용한 ROM 체조' 또는 줄여서 '공 체조'라고 부른다.

이 책이 오랫동안 허리 통증과 증상으로 고통 받는 분들에게 도움이 되었으면 한다.

사카이 신타로

관절포 내 교정으로
허리 통증에서 해방됐다!

마음이 든든하고 안심이 돼요.

여배우
도아케 유키요

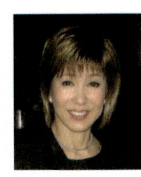

좋은 자세를 유지하려고 애쓰는 것도 허리 통증을 유발한다는 사실을 알고 놀랐다. 안심하고 연기에 전념할 수 있게 된 것은 모두 사카이 선생님의 '관절포 내 교정' 덕분이다.

허리에 대한 불안함이 사라졌어요.

사도레 삿포로 골키퍼
다카기 다카히로

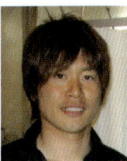

허리 통증과 골키퍼는 떼려야 뗄 수 없는 관계라 생각했는데 정기적으로 관절포 내 교정을 받고 나서는 허리에 대한 불안함이 사라졌다. 앞으로도 열심히 노력해 좋은 선수가 되고 싶다.

획기적인 허리 통증 치료법!

전 도쿄 지케카이의료대학 준교수, 의학박사
하타바 요시아키

신개념 치료법인 관절포 내 교정은 대부분의 허리 통증과 허리의 척추관협착증(Spinal Stenosis: 척추 중앙의 척추관, 신경근관 또는 추간공이 좁아져서 허리의 통증을 유발하거나 다리에 여러 복합적인 신경증세를 일으키는 질환)으로 발생하는 저림, 마비, 극심한 통증과 간헐성 파행(Intermittent Claudication: 안정되었을 때는 통증이 없고 걷기 시작한 후에 통증이 시작되어 걸을 수 없는 상태)을 개선 또는 해소하는 허리 통증 완치법이다. 사카이 선생이 제시한 자세나 동작을 평소에 잘 따라하면 대부분의 허리 통증을 치유할 수 있다.

셀프 허리 통증 치료법, 공 체조
우리도 체험했다!

노화 때문이라고 포기했던 허리 통증이 나았어요.
58세, 여성, 교정인
야마구치 구미코

10년 전에 허리를 살짝 삐끗한 후부터 의자에서 일어나려 하면 가끔 아팠다. 그러다 작년에는 무릎을 안고 바닥에 앉아서 연극을 보는데 갑자기 허리를 움직일 수 없어서 일어나지 못하는 일이 발생했다. 그때부터 허리 상태가 계속 좋지 않아 고생하던 중에 공 체조를 접하게 되었는데 평소에 자세가 구부정하고 등을 뒤로 젖히면 시원해서 '숙이면 아픈 유형'의 공 체조를 해 봤다. 딱 한 번 했을 뿐인데도 경직되었던 허리가 유연해지고 통증이 가벼워져 놀라웠다. 책에서 말하는 '잠겼던 엉치엉덩관절이 풀린다는 소리가 이런 거구나'라고 생각했다. 오랫동안 같은 자세로 있으면 허리가 지끈지끈 아픈 증상도 공 체조 덕에 말끔히 사라졌다.

수영 뒤에 오는 허리 통증이 점점 사라져요.
24세, 남성, 수영강사
사토 료

초등학교 때부터 고등학교 때까지 야구를 했는데 허리 통증이 시작된 건 중학교 때였다. 현재 수영강사를 하고 있는데 수영을 하고 나서 수영장 청소를 한 날이나 피곤한 날 저녁에 특히 통증이 심했다. 허리 통증 유형 테스트를 해 보니 A 1점, B 3점, C 3점, D 5점이 나와서 '젖히면 아픈 유형'의 공 체조를 하기로 했다. 3일째부터 통증이 완화되더니 2주 후부터는 일상생활을 할 때 통증이 느껴지지 않았고 허리를 뒤로 젖혀도 예전처럼 아프지 않았다. 수영을 한 뒤나 수영장을 청소한 후에 오는 통증을 빨리 사라지게 하는 고마운 체조이다.

시원해서 계속하고 있죠.
55세, 남성, 회사원
마스이 아츠시

20년 전에 허리를 삐끗한 후로 허리 통증이 지속되었다. 일이 많아 장시간 앉아 있을 때면 재채기만 해도 허리를 다시 삐끗하곤 했다. 그리고 항상 허리 근육이 뭉쳐 있어 뻐근했다. 최근에는 요가로 뭉친 허리 근육을 풀고 2주에 한 번씩 침 치료도 받고 있다. 공 체조는 '숙이면 아픈 유형'의 체조를 일어났을 때와 자기 전에 하는데 공이 단단한 정도가 딱 좋아서인지 근육이 풀어져 시원하다. 무엇보다 손쉽게 할 수 있어 꾸준히 할 수 있을 것 같은 자신감이 든다.

점점 허리 근육이
유연해져요.

33세, 남성, 회사원
와타나베 지로

중학교 때 체조를 하다가 사고로 허리를 다친 이후, 허리 상태가 좋지 않았다. 몇 년 전에 앞으로 몸을 구부리면 통증이 심해져 병원에 가니 허리디스크라고 하였다. 게다가 이상근(Piriformis Muscle: 엉덩이 뒤쪽의 골반과 대퇴골에 걸쳐 분포하는 근육) 증후군 때문에 근육이 뭉쳐 엉덩이에도 통증이 있었다. 최근에는 허리디스크 때문에 아픈 것은 아니지만, 카바디(Kabaddi: 고대 인도의 병법에 기원을 두고 있는 격투기와 술래잡기를 결합한 경기) 같이 격렬한 경기에 나가서인지 상체를 젖히면 아프고 다리가 저려서 고민이다. 하지만 '젖히면 아픈 유형'의 공 체조를 시작하고 나서 점점 허리가 유연해지고 있다. 가장 좋은 점은 어느 부분의 근육이 뭉쳐 있는지 감이 잡혀 그 부분을 스트레칭으로 풀 수 있게 되었다는 것이다. 지금도 카바디 연습으로 허리를 다치기도 하지만 공 체조를 하면 다시 통증에서 해방된다.

척추가 쭉 펴져서
시원하고
허리가 편해져요.

35세, 여성, 카메라맨
와타베 유리

예전부터 무거운 기자재를 들고 촬영 현장을 나가면 허리에 뻐근함을 느꼈는데 재작년 여름 어느 날, 밤새도록 에어컨을 켠 채로 자고 일어나니 허리가 너무 아파 움직일 수 없었다. 왼쪽 허리에서 왼쪽 다리에 걸쳐 통증이 있었고, 아침에 가장 심하게 아팠기 때문에 자고 일어나면 아프지 않을까 공포감이 생겼다. 침을 맞거나 뜸을 뜨고 정형외과까지 다녀서 통증은 사라졌지만 춥거나 자세를 바로잡으려고 하면 욱신거렸다. 그래서 '젖히면 아픈 유형'의 공 체조를 해 봤다. 척추가 쭉 펴져서 시원했고, 시작한 지 얼마 되지 않아 허리가 편해졌다. 두 번 다시 이전과 같은 통증은 경험하고 싶지 않기 때문에 앞으로도 꾸준히 공 체조를 할 것이다.

허리 통증이
심해지지 않도록
예방 차원에서
하고 있어요.

43세, 여성, 회사원
호소타니

3개월 전 이사할 때 허리에 통증이 있고부터 헬스클럽의 러닝머신에서 걸은 뒤나 컴퓨터를 장시간 사용한 날에는 허리가 뻐근하고 뭉친 느낌을 받았다. 허리 통증까지는 발전하지 않았지만 예방 차원에서 '숙이면 아픈 유형'의 공 체조를 하기 시작했다. 피곤한 날에 하면 허리부터 등까지 시원하고 뭉쳤던 어깨도 가벼워진다. 그리고 평소의 자세에도 신경을 쓰게 되었는데, 헬스클럽에 다녀온 후 허리가 뻐근한 건 자세가 나빠서라는 생각이 들어 거울 앞에서 자세를 확인하면서 뒤에 중심을 두고 걸었다. 그러자 허리의 뻐근함이 사라졌다. 허리 통증이 심해지기 전에 공 체조를 알게 돼서 다행이다.

CONTENTS

여는 글
  원인을 알면 허리 통증은 반드시 낫는다 4

공 체조 체험자들의 생생한 증언
  관절포 내 교정으로 허리 통증에서 해방됐다! 5
  셀프 허리 통증 치료법, 공 체조 우리도 체험했다! 6

미리 알아 두기 10

공 체조 매뉴얼(잘라서 사용할 것) 11

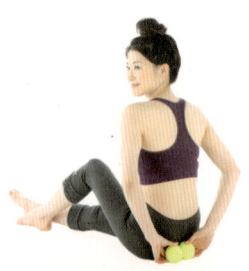

PART 1 나의 허리 통증 유형 **찾기**

자주 보는 허리 통증 패턴
  반복해서 허리를 삐끗한다 16
  아픈데 '이상이 없다'는 진단을 받는다 17
  수술했는데도 낫지 않는다 18
  정기적으로 통원치료를 받는데도 낫지 않는다 19

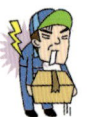

지긋지긋한 허리 통증에서 탈출하기
  허리 통증의 90%는 반드시 낫는다! 20
  허리 통증의 원인과 나의 유형 알아보기 ● 허리 통증 유형 테스트 22

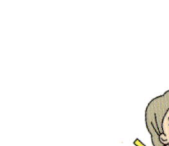

PART 2 허리 통증 잡는 **유형별 맞춤 체조**

허리 통증의 진짜 이유 ● 허리 통증 치료의 열쇠는 '엉치엉덩관절'에 있다 28
신개념 허리 통증 치료 요법 ● 엉덩엉치관절을 푸는 '관절포 내 교정' 30
테니스공을 이용한 강력한 통증 치료법 ● 공 체조로 관절을 관리한다 32

🎾 **숙이면 아픈 유형**
  몸을 앞으로 자주 구부려서 생기는 여러 가지 허리 통증 34
  공 체조의 원리 ● 공으로 엉치엉덩관절을 자극해 풀어 준다 36
  공 체조법 ● 엉덩엉치관절에 공을 대고 바닥에 누우면 OK 38
  물개 체조 ● 상체를 위로 올려 앞으로 치우친 중심을 제자리로 40
  가슴 펴기 체조 ● 몸을 뒤로 젖혀 숙였을 때의 통증을 개선 42

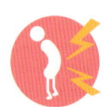

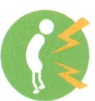

젖히면 아픈 유형
몸을 뒤로 자주 젖혀서 시작되는 여러 가지 허리 통증 44
공 체조의 원리 ● 공으로 꼬리뼈를 자극해 중심을 앞으로 이동시킨다 46
공 체조법 ● 꼬리뼈에 공을 대고 바닥에 누우면 OK 48
고양이 체조 ● 허리를 둥글게 말아 뒤로 치우친 중심을 제자리로 50

두 유형 모두에게 좋은 체조
허리 비틀기 체조 ● 좌우 한쪽의 통증이 강할 때는 아픈 쪽 허리를 비튼다 52
발뒤꿈치 내리기 체조 ● 발이 저릴 때는 등과 발을 일직선으로 만든다 53

목과 무릎 통증 잡는 체조
목 통증 잡는 공 체조 ● 머리와 목 사이를 풀어 어깨 결림과 목의 통증을 해소한다 54
무릎 통증 잡는 공 체조 ● 무릎 관절을 풀어 무릎 통증을 해소한다 55

허리 통증 잡는 하루 매뉴얼 ● 생활 패턴도 허리 통증 유형별로 다르다 56
기타 유형 ● 중심의 치우침이 원인이 아닌 기타 허리 통증 58
허리를 삐끗하지 않으려면 60
허리를 삐끗하면 이렇게 61

PART 3 허리 통증 잡는 위대한 **생활습관**

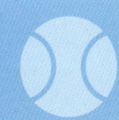

척추를 살리는 바른 자세의 힘
허리 통증 치료는 자세와 동작을 개선하는 것부터 64
기본자세 1 ● 바르게 서기 65
기본자세 2 ● 바르게 앉기 66
기본자세 3 ● 바르게 걷기 67

치료보다 중요한 생활습관
생활습관에 허리 통증 완치의 답이 있다 68
물건 들어 올리기 68
짐 들기 69
바닥에 앉기 70
컴퓨터 사용하기 71
청소기 사용하기 72
주방에서 일하기 73
대중교통을 이용하기 74
운동하기 76
목욕하기 77
잠자기 78

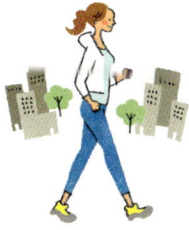
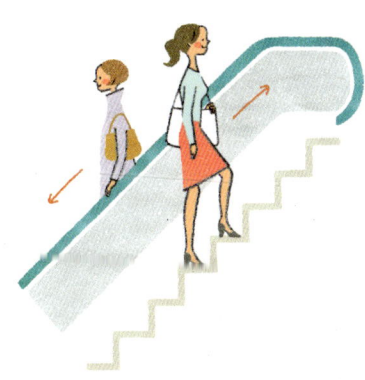

미리 알아 두기

ROM 이란?
Range Of Motion

↓

관절의 운동 범위

그동안의 치료 경험으로 허리 통증의 주요 원인을 척추가 아니라 골반에 있는 '엉치엉덩관절(천장관절, 선장관절: 엉치뼈와 엉덩이뼈 사이에 있는 관절)(28쪽 참조)'에서 찾게 되었다. 엉치엉덩관절이 안 좋으면 골반이 움직일 수 있는 범위가 좁아져 몸의 중심을 바로 유지할 수 없고 허리 통증이 생긴다. '공을 이용한 ROM 체조'(이하 공 체조)는 통증을 유발하는 근본 원인인 엉치엉덩관절을 바로잡아 골반이 움직일 수 있는 범위와 중심을 정상으로 되돌리는 체조이다.

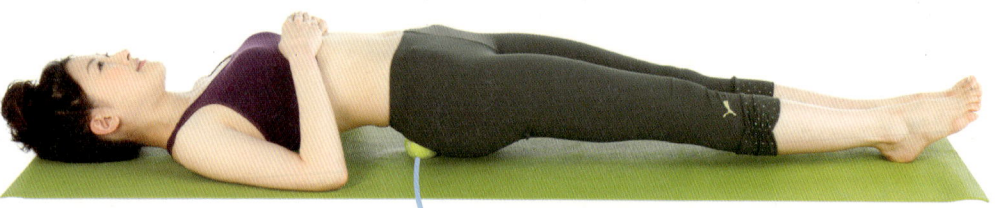

테니스공 사용!

공 체조는 테니스공을 사용한다. 공을 허리에 대고 눕는 간단한 체조이지만 다양한 허리 통증을 해소하고 예방하는 데 효과적이다.

※스포츠용품점 등에서 쉽게 살 수 있다.

이 책의 사용법

허리 통증 유형 체크

이 책에서는 허리 통증을 '숙이면 아픈 유형', '젖히면 아픈 유형', '기타 유형'으로 나눠서 설명한다. 자신이 어떤 유형에 해당하는지 22쪽의 허리 통증 유형 테스트로 확인하자.

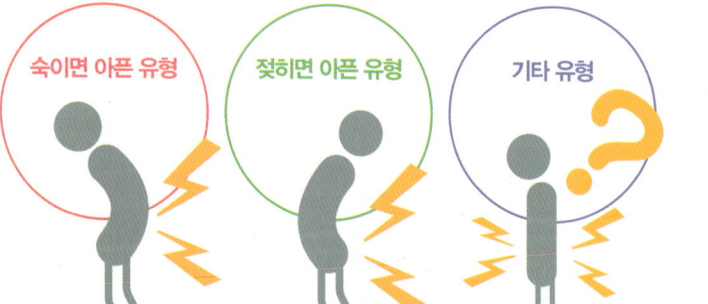

자신에게 맞는 체조를 선택한다!

- '숙이면 아픈 유형'은 36~43쪽, '젖히면 아픈 유형'은 46~51쪽을 참조한다. '기타 유형'은 58~59쪽을 참조한다.
- 기본 체조는 '잘라서 쓰는 공 체조 메뉴얼'(11~14쪽)을 참조한다. 잘라서 필요한 부분만 머리맡에 놓거나 갖고 다니며 체조를 틈틈이 익히자.
- 허리 통증을 치료하려면 허리에 무리가 되는 자세와 동작을 반드시 고쳐야 한다. 공 체조와 허리 통증 잡는 위대한 생활습관(63~79쪽)을 병행하도록 하자.

주의
공 체조를 2~3주간 지속하면 효과를 실감할 수 있다.
증상이 심해진다면 체조를 멈추고 의료기관에 상담하자.

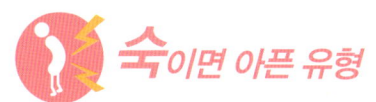 **숙**이면 아픈 유형

허리 통증 탈출 기본 체조

딱 **2**분
아침, 저녁 **1**분씩 **2**번!

몸을 앞으로 몸을 구부렸을 때 아픈 유형의 기본 동작은 '공 체조(엉치엉덩관절)+물개 체조'이다.
일어났을 때 그리고 자기 전에 1분씩 하면 허리 통증 개선과 예방에 효과적이다.

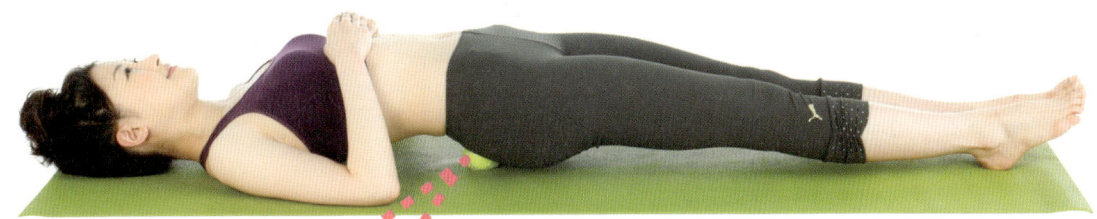

 1회 1분
 1회 1분

공 체조

골반의 엉치엉덩관절 윗부분에 테니스공을 댄 다음 그대로 위를 향해 눕는다.
힘을 빼고 1분 동안 자세를 유지한다. 평평한 바닥에서 하되 베개는 사용하지 않는다.
→ 자세한 내용은 38쪽 참조

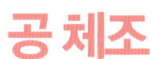

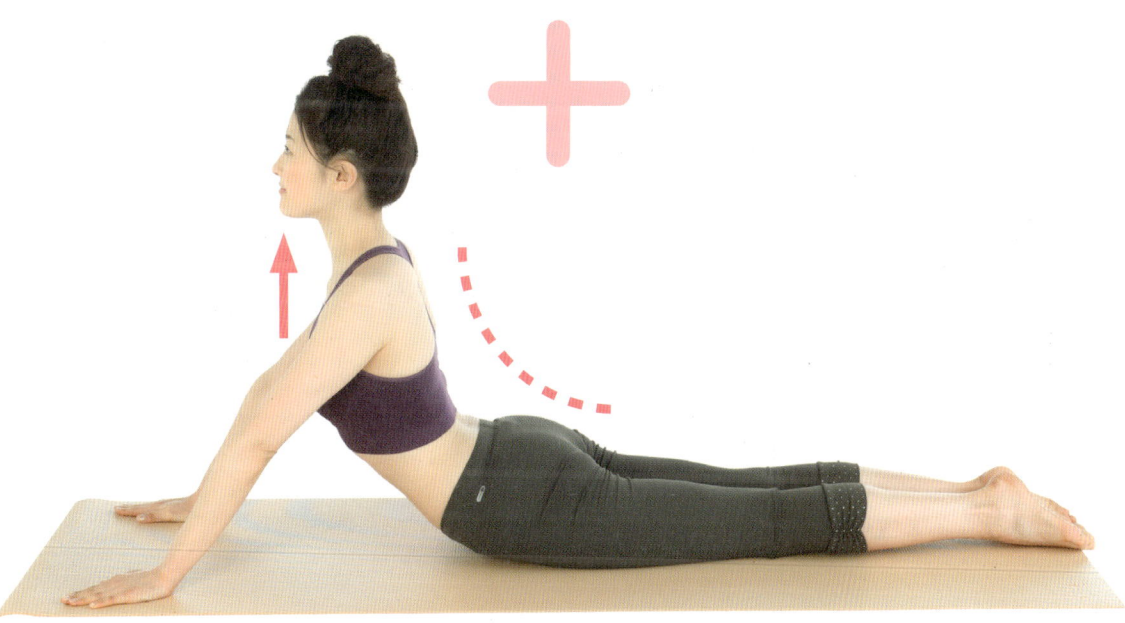

 1회 1분
 1회 1분

물개 체조

엎드려 손바닥이 얼굴 옆에 오도록 팔꿈치를 바닥에 대고 숨을 들이마신다. 숨을 내쉬면서
배꼽이 바닥에서 떨어질 때까지 팔을 펴 상체를 들어 올린다. 1분 동안 자세를 유지한다.
→ 자세한 내용은 40쪽 참조

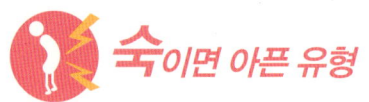 숙이면 아픈 유형

아침, 저녁 기본 체조
+ 틈틈이 하는 낮 체조

기본 체조에 물개 체조와 이를 응용한 체조를 추가한다. 앞으로 치우치기 쉬운 중심을 제자리로 되돌리고 근육의 긴장을 풀어 주기 때문에 허리 통증 개선과 예방에 큰 도움이 된다.

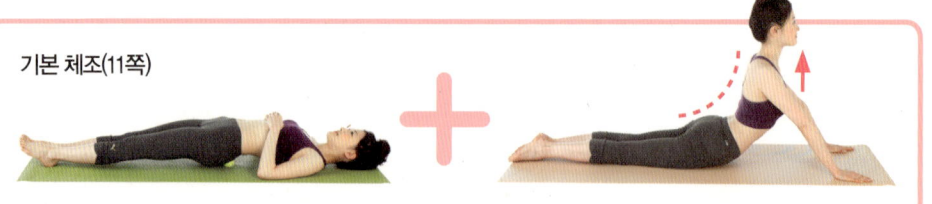

기본 체조(11쪽)

 아침에 일어나면 기본 체조를 한다.

사무실이나 집에서 생각날 때 하면 좋다.

1회 1분 하루 5~6회가 기준

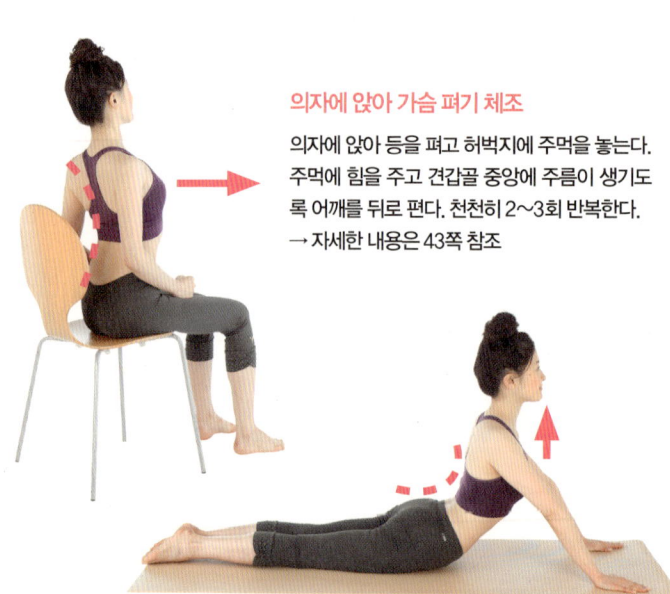

의자에 앉아 가슴 펴기 체조
의자에 앉아 등을 펴고 허벅지에 주먹을 놓는다. 주먹에 힘을 주고 견갑골 중앙에 주름이 생기도록 어깨를 뒤로 편다. 천천히 2~3회 반복한다.
→ 자세한 내용은 43쪽 참조

물개 체조
엎드려서 팔꿈치를 바닥에 대고 숨을 들이마셨다 숨을 내쉬면서 팔을 편다. 이때 배꼽이 바닥에서 떨어질 때까지 상체를 들어 올린다. 1분 동안 자세를 유지한다. → 자세한 내용은 40쪽 참조

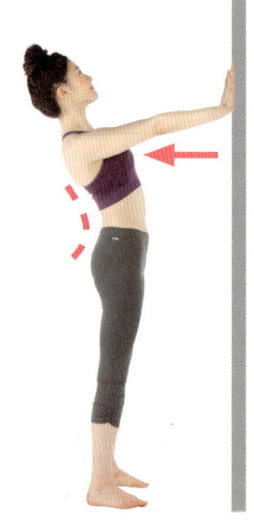

벽에 손을 대고 상체를 젖히는 체조
벽 앞에 서서 팔을 구부린 다음 손을 벽에 댄다. 그대로 벽을 밀어내듯 팔을 펴 상체를 뒤로 젖힌다.
→ 자세한 내용은 41쪽 참조

 저녁에 자기 전에 기본 체조를 한다.

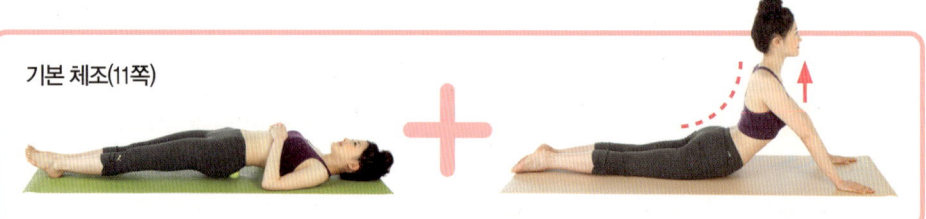

기본 체조(11쪽)

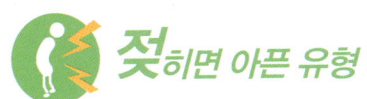 **젖**히면 아픈 유형

딱 **2분**
아침, 저녁 **1분**씩 **2번**!

허리 통증 탈출 기본 체조

뒤로 몸을 젖혔을 때 아픈 유형의 기본 체조는 '공 체조(꼬리뼈)+고양이 체조'이다.
일어났을 때 그리고 자기 전에 1분씩 하면 허리 통증 개선과 예방에 효과적이다.

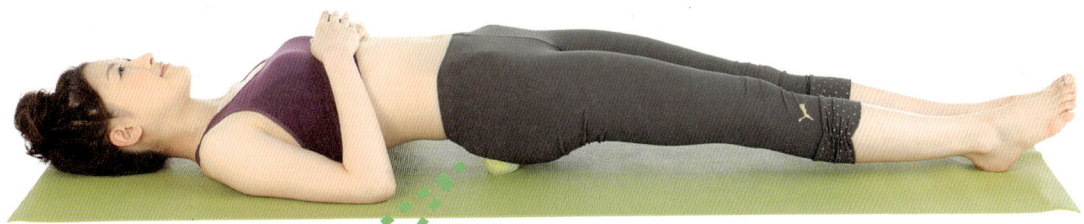

 1회 1분
 1회 1분

공 체조

꼬리뼈 조금 위에 테니스공을 대고 그대로 위를 향해 눕는다.
힘을 빼고 1분 동안 자세를 유지한다. 평평한 바닥에서 하되 베개는 베지 않는다.
→ 자세한 내용은 48쪽 참조

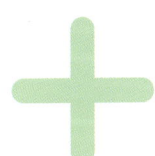

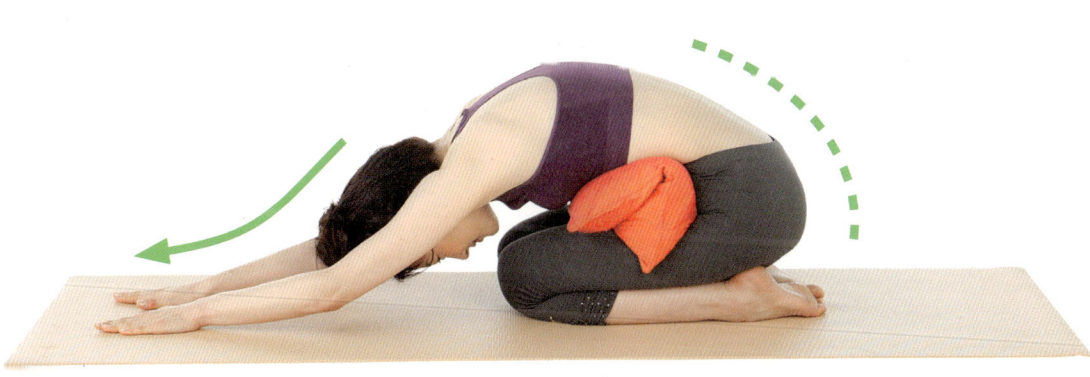

 1회 1분
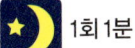 1회 1분

고양이 체조

무릎을 구부리고 앉아 등을 편 다음 쿠션을 배에 댄다. 그 상태에서 상체를 앞으로 숙여 허리를 둥글게 만든다. 손은 앞으로 뻗어 등 근육을 앞으로 당긴다.
→ 자세한 내용은 50쪽 참조

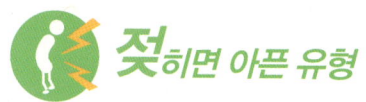 젖히면 아픈 유형

아침, 저녁 기본 체조
+ 틈틈이 하는 낮 체조

아침, 저녁 기본 체조에 고양이 체조와 이를 응용한 체조를 추가한다. 허리를 충분히 둥글게 만들면 척추의 긴장이 풀려 허리 통증 개선과 예방 효과가 배가된다.

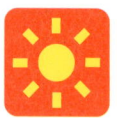 아침에 일어나면 기본 체조를 한다.

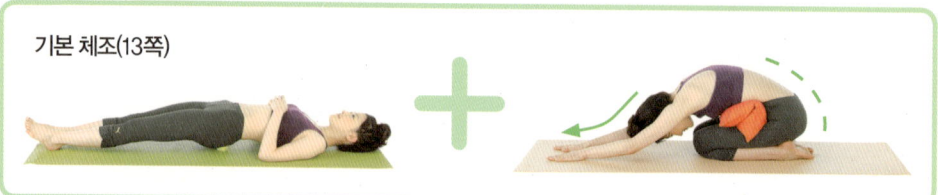
기본 체조(13쪽)

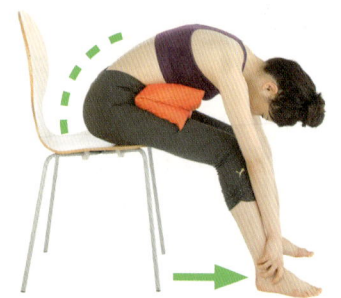

의자를 이용한 고양이 체조
의자에 앉아서 등을 편 다음 쿠션을 배에 댄다. 상체를 천천히 구부려 양손으로 양 발목을 잡는다. 양발을 천천히 앞으로 내밀어 허리를 충분히 구부린다.
→ 자세한 내용은 51쪽 참조

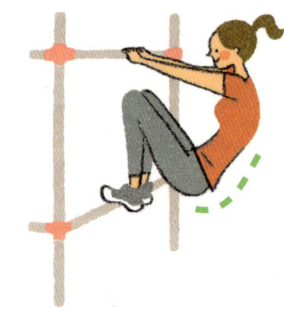

★외출했을 때 공원이 보이면

정글짐 체조
정글짐의 1단이나 2단에 올라가 양손으로 봉을 잡고 바로 아래의 봉에 양발을 놓는다. 그리고 엉덩이에 체중을 실은 후 천천히 허리를 내린다.
→자세한 내용은 51쪽 참조

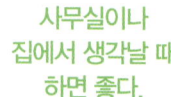 사무실이나 집에서 생각날 때 하면 좋다.

1회 1분
하루 5~6회가
기준

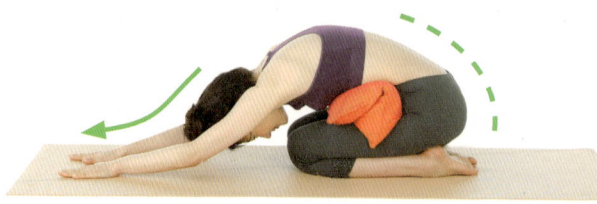

고양이 체조
무릎을 구부리고 앉아 등을 편 다음 쿠션을 배에 댄다. 그 상태에서 상체를 앞으로 숙여 허리를 둥글게 만든다. 손을 앞으로 뻗어 등 근육을 앞으로 당긴다.
→ 자세한 내용은 50쪽 참조

 저녁에 자기 전에 기본 체조를 한다.

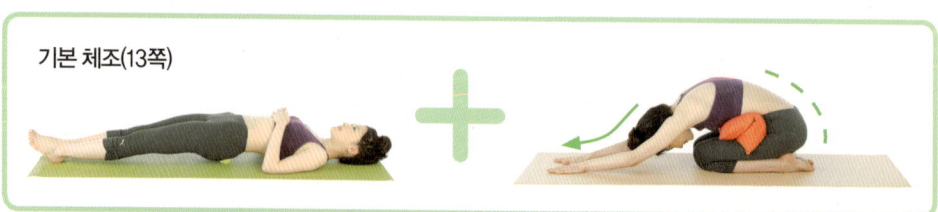
기본 체조(13쪽)

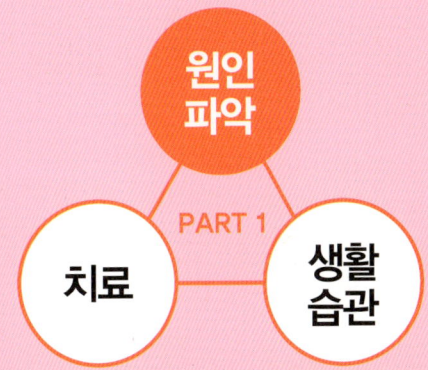

나의 허리 통증 유형 찾기

PART 1

허리 통증 치료는 원인을 바로 아는 것부터 시작된다. 어디에서 어떤 치료를 받아도 허리 통증이 사라지지 않는 이유는 원인을 제대로 알지 못하기 때문이다. 이제 나의 허리 통증이 생기는 원인과 유형을 알아 보자.

자주 보는 허리 통증 패턴 1

반복해서 허리를 삐끗한다

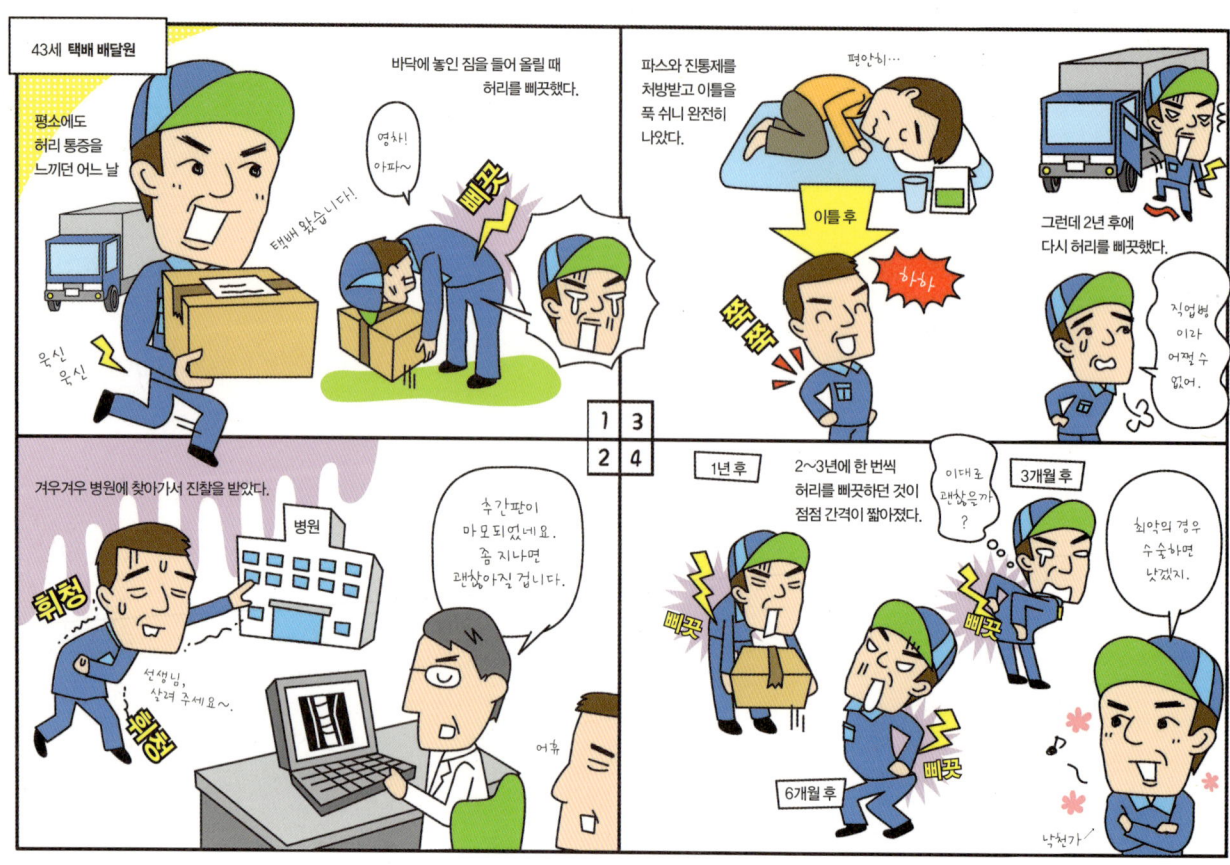

허리 통증이 낫지 않는 이유

허리 통증이 생기는 근본적인 원인을 파헤치지 않았다.

'허리를 삐끗해서 의료기관을 찾아간다. → 안정을 취하니 괜찮아진다. → 다시 허리를 삐끗한다.'를 반복하는 패턴이다. 이런 패턴은 사무직, 운전사, 간병인, 미용사 등 몸을 앞으로 많이 숙이는 일을 하는 사람에게서 자주 볼 수 있다.

허리 통증의 원인은 엑스레이나 MRI만으로는 알 수 없을 때가 많아서 세심한 문진과 촉진이 반드시 필요하다. 허리 통증의 근본 원인을 파헤치지 않고 일시적으로 통증을 억제하는 약이나 파스를 처방하고는 일상생활에서 주의해야 할 점도 알려 주지 않는 경우가 태반이다. 그래서 반복해서 허리를 삐끗하는 것이다.

'나이가 들어서', '직업상 어쩔 수 없다.'라며 방치하면 허리디스크, 척추분리증, 척추탈위증, 척추관협착증 등으로 진행되어 허리 통증이 악화된다. '최악의 경우 수술하면 돼.'라고 가볍게 생각하는 것도 좋지 않다. 허리 통증의 근본 원인을 찾아 적절한 대책을 세우면 반드시 나을 수 있다.

자주 보는 허리 통증 패턴 2

아픈데 '이상이 없다'는 진단을 받는다

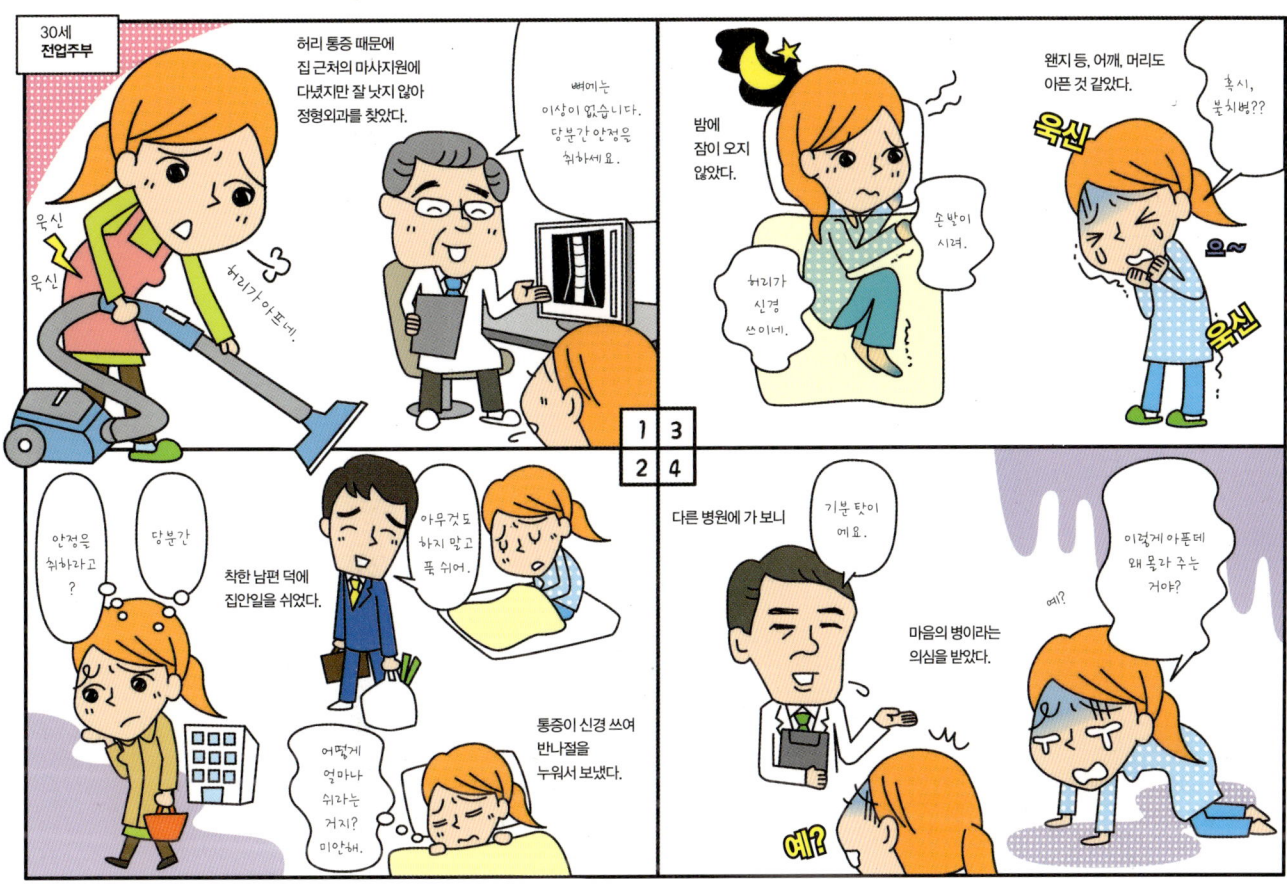

허리 통증이 낫지 않는 이유

너무 안정을 취해도 통증이 악화된다.

'안정을 취하세요.'라는 말은 애매하다. 어느 정도의 기간 동안 안정을 취해야 할지, 어떻게 생활해야 할지 몰라서 신중한 사람은 오랜 시간 누워서 지낼 수 있다. 그러면 하루의 운동량이 줄어들어 밤에 잠이 오지 않고 이 때문에 자율신경을 제어하기 어렵게 된다. 그러면 교감신경이 지나치게 자극되어 혈관이 수축되고 혈액이 잘 순환되지 않아 전신에 나쁜 영향을 미친다. 통증이 완전히 사라진 후에 움직이는 것이 아니라 통증이 조금 남아 있어도 적당히 운동을 해야 한다.

"어떻게 안정을 취해야 하나요? 일단 어느 정도 누워 있으면 되나요?"라고 의사에게 확인하거나 어디가 아픈지, 무슨 일을 했을 때 통증이 시작되었는지를 자세히 설명하자. 의사에게 치료하고 싶은 마음을 갖게 하는 것도 빨리 낫는 비결의 하나이다.

엑스레이나 MRI에서 이상이 발견되지 않았다고 해도 통증이 생기는 원인은 반드시 있다. 환자의 오감은 어떤 정밀기기보다 정확하게 병을 감지한다. 의사가 제대로 허리 통증의 원인을 발견할 수 있도록 증상을 잘 전달하는 환자가 되자.

자주 보는 허리 통증 패턴 3

수술했는데도 낫지 않는다

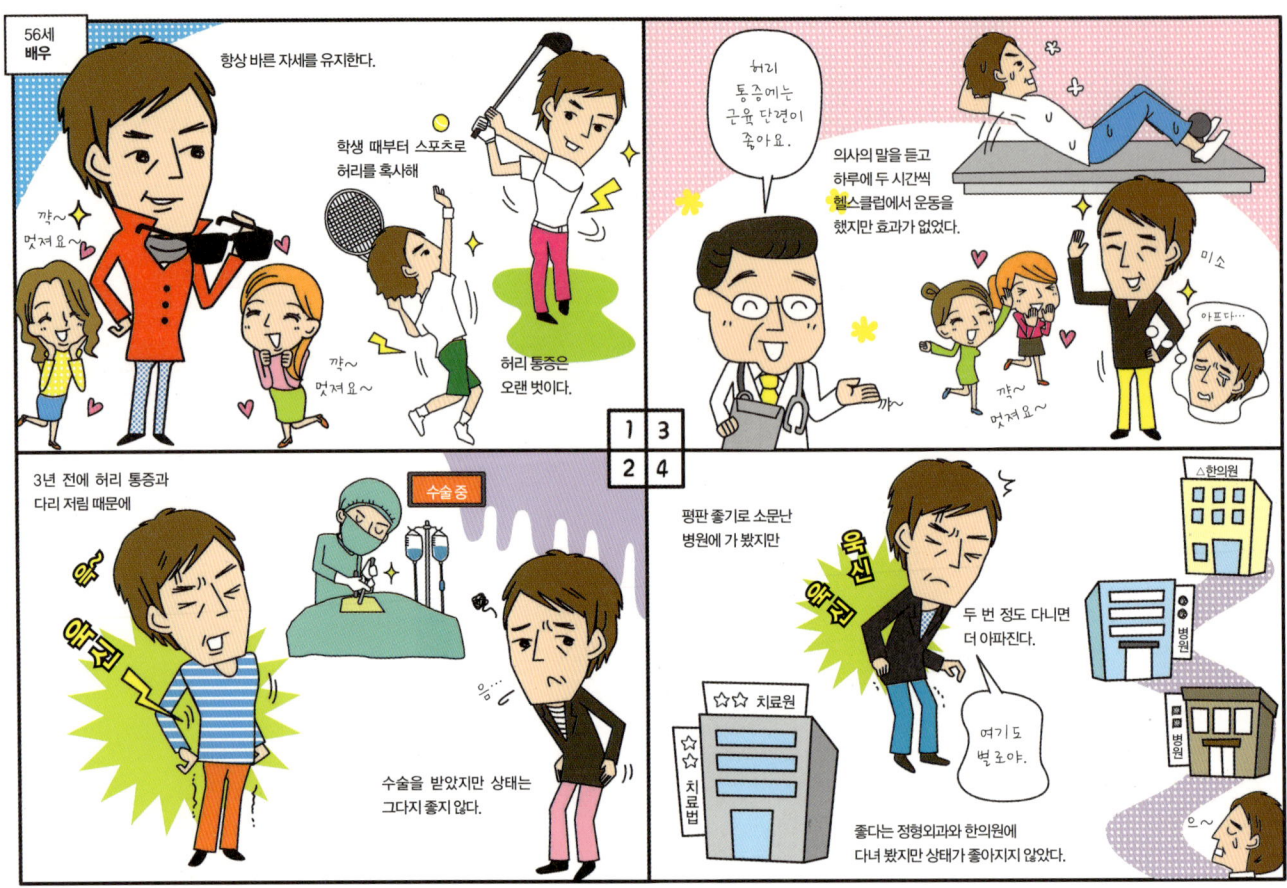

허리 통증이 낫지 않는 이유

자세를 개선하지 않으면 수술해도 효과가 없다.

배우나 모델같이 항상 등을 꼿꼿이 펴는 사람과 스포츠 선수에게서 자주 볼 수 있는 패턴이다. 허리 통증은 주로 몸의 중심이 앞뒤 중 한쪽으로 치우쳐 있어서 생기며, 수술을 해도 자세나 동작을 개선하지 않으면 재발할 확률이 높다. '자세와 동작 개선 → 호전되지 않으면 수술'로 우선 순위를 바꿔 생각해야 몸에 부담이 적고 재발을 방지할 수 있다.

허리 통증에 관한 상식은 시대와 함께 변해 왔다. 예전에는 근육 단련이 좋다고 여겼지만, 최근에 복근이나 배근(背筋: 목덜미, 등, 허리 부위의 근육)을 단련해도 효과가 없다는 사실이 밝혀졌다. 이러한 여러 가지 잘못된 정보가 의료 불신으로 이어져 이곳저곳 병원을 바꾸는 이유가 되기도 한다. 그러나 어떤 의료기관을 가더라도 2~3회 통원치료로는 증세가 호전되지 않으니 적어도 2~3개월은 한 곳을 믿고 다니도록 하자. 질문에 제대로 답변해 주는 의사를 찾아 신뢰 관계를 쌓는 것이 좋다.

자주 보는 허리 통증 패턴 4

정기적으로 통원치료를 받는데도 낫지 않는다

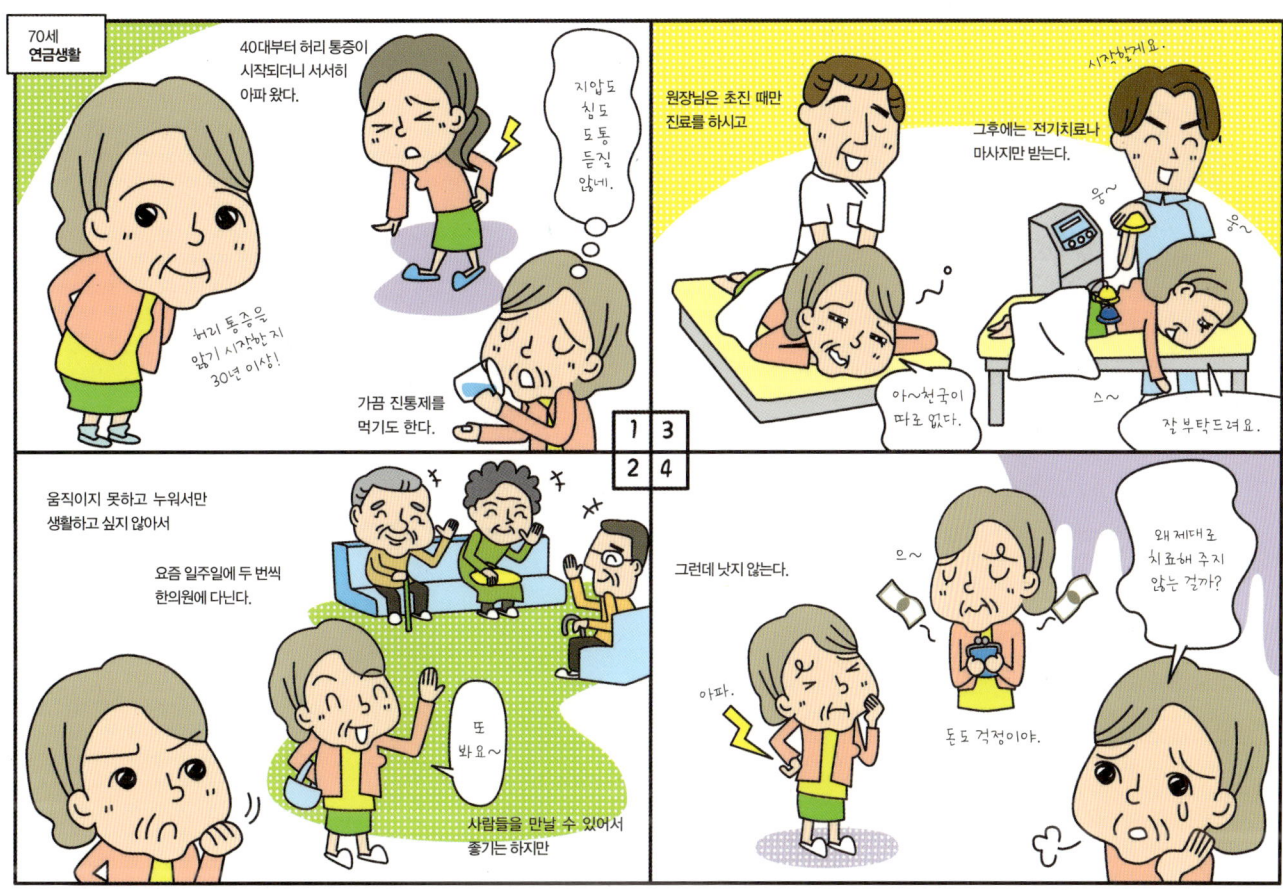

허리 통증이 낫지 않는 이유

'치료해 주세요.'가 아니라 '스스로 치료하자.'

허리 통증이 낫지 않는 이유 중 하나가 바로 수동적인 마음가짐이다. '저 선생님께 치료해 달라고 해야지.', '저 치료법으로 치료해야지.'와 같이 전적으로 치료를 의사에게 맡기고 치료법에 의존하는 자세를 가지면 통원 기간이 길어질 수 있다.

이 패턴도 다른 패턴과 마찬가지로 허리 통증의 근본 원인을 찾지 않아서 낫지 않는 경우이다. 이래서는 어떤 치료를 받아도 효과를 보기 힘들다. 예를 들어, 목과 무릎이 좋지 않아서 허리에 통증이 생겼을 때를 살펴보자. 이때 허리에만 마사지나 전기 치료를 받으면 통증이 낫지 않는다. '이렇게 치료하다 보면 낫겠지.'라고 생각하면서 6개월 혹은 1년 이상 통원치료를 받는 것은 안타까운 일이다.

치료는 자발적이고 적극적으로 받아야 한다. 허리 통증이 생긴 이유를 찾아 원리를 이해하고 의사와 협력해 예방 또는 치료에 전념하는 사람은 빨리 호전된다. 치료의 주체는 어디까지나 자신이라는 것을 잊지 말자.

지긋지긋한
허리 통증에서
탈출하기

허리 통증의 90%는 반드시 낫는다!

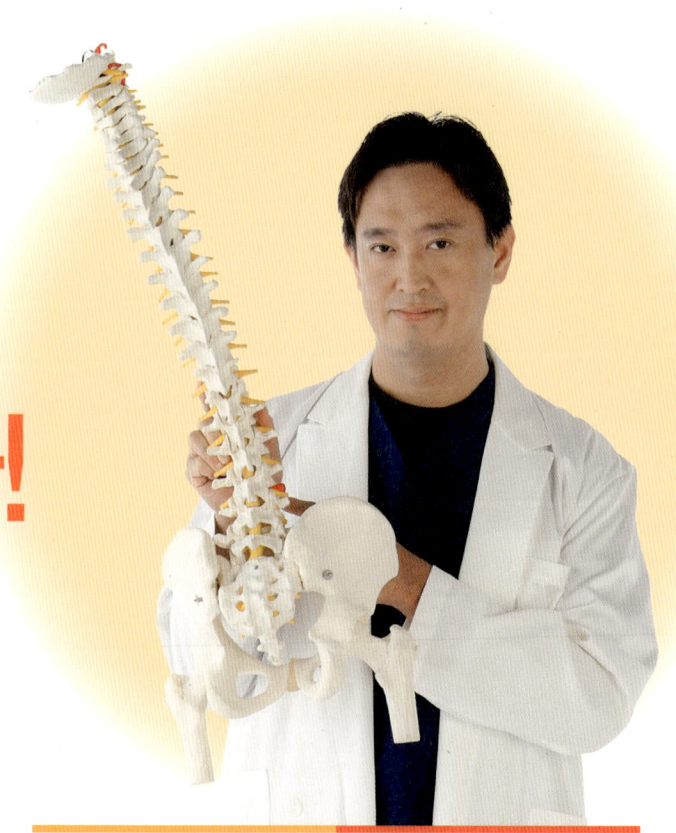

허리 통증이 생기는 이유를 제대로 알고 적절한 치료법을 찾자.

허리가 아파서 진료를 받는 사람의 85%는 '허리 통증'이라는 진단을 받는다. 이는 '원인을 알 수 없어 치료법을 알 수 없다.'라는 의미이다. 이럴 때 병원에서 처방하는 진통제와 파스만으로는 허리 통증이 낫지 않아 고생하는 사람이 끊이지 않는다. 엑스레이나 MRI에는 나타나지 않는 작은 문제가 통증을 유발하는 때도 많기 때문에 화상진단만으로 '이상 없음'으로 결론짓는다면 의심을 해 봐야 한다.

허리 통증을 치료하는 방법은 크게 보존 요법과 수술 요법으로 나뉜다. 요즘은 통증을 억제하는 중간 요법도 새로운 치료법으로 주목받고 있다. 기존의 보존 요법으로 허리 통증이 낫지 않을 때는 중간 용법과 수술 요법을 활용하는데, 그래도 허리 통증이 낫지 않는 경우가 많다. 이유는 허리 통증의 원인을 제대로 파악하지 못해서이다.

대부분의 허리 통증은 습관적인 자세나 동작 때문에 일어난다. 즉 생활습관병이라 할 수 있다. '왜 허리에 통증이 생길까?', '허리 통증이 재발하지 않으려면 어떻게 해야 할까?'를 생각하고 생활습관을 개선하지 않으면 어떤 치료법으로도 낫지 않는다.

이런 문제점을 해소하기 위해 보존 요법의 일종인 운동 요법과 환자 교육을 중시하게 되었다. '관절포 내 교정'은 허리 통증의 근본 원인인 골반 관절의 움직임을 정상으로 되돌리는 치료법으로, 일종의 보존 요법이다.

통증이 생기는 데는 반드시 원인이 있다. 허리 통증이 일어나는 원인과 이유를 바로 알고 올바른 치료법과 예방법으로 치료하면 하면 허리 통증의 90%는 반드시 완치될 수 있다.

허리 통증 치료의 세 가지 포인트

Point 1
허리 통증의 원인과 이유를 바로 알자.

어디에 원인이 있는지, 왜 허리 통증이 생기는지 등 근본적인 원인을 파악하고 허리 통증이 일어난 이유를 아는 것이 중요하다. 의료기관에 갈 때는 화상진단뿐 아니라 세심하게 문진과 촉진을 하고 정성껏 설명해 주는 곳을 선택하자.

Point 2
스스로 치료한다는 적극적인 마음을 갖자.

허리 통증의 근본 원인은 대부분이 생활습관이기 때문에 의료기관의 치료에만 의존해서는 낫지 않는다. 의사에게 전적으로 '치료를 받는다.'고 생각하기보다 증상이 가볍다면 '스스로 치료한다.'는 생각으로 적극적인 자세를 갖자.

Point 3
일상생활의 자세와 동작에 신경 쓴다.

자세가 나쁘거나 장시간 같은 자세로 있으면 허리 통증이 발생한다. 허리 통증을 고치고 재발을 방지하려면 일상생활의 자세와 동작에 주의하자. 바른 생활습관이 몸에 익어야 비로소 허리 통증 치료가 끝난다.

알아 두어야 할 허리 통증 치료법

보존 요법
- 찜질 요법
- 진통제
- 온열 요법
- 저주파전기 요법
- 견인 요법 (Traction Therapy): 특수한 기구로 환부를 잡아당겨 근육을 치료하는 방법
- 마사지 등

몸에 상처를 내지 않고 증상을 완화하는 치료법. 근본 원인을 파악하지 않으면 일시적으로 통증을 억제하는 데 그친다.

- 운동 요법
- 환자 교육(환자에게 허리 통증의 원인과 이유를 설명하고 자신의 의지로 치료해야겠다는 생각을 심어 주는 교육)
- 관절포 내 교정

여기에 주목!
보존 요법 중에서도 일시적으로 통증을 억제하는 치료법이 아니라, 허리 통증을 근본적으로 해소하기 위한 생활습관이나 치료법이 부각되고 있다.

중간 요법
- 신경블록 요법(Nerve Block: 약물로 통증을 일으키는 신경을 차단하는 방법)
- 경피적 수핵 제거술(Percutaneous Nucleotomy: 추간판 사이에 칼을 넣어 수핵을 절단하고 진공펌프로 흡입해 제거하는 방법)
- 경피적 레이저 추간판 감압술(PLDD ; Percutaneous Laser Disc Decompression: 레이저로 추간판 내부의 수핵을 태워 없애는 감압 시술 등)

통증 클리닉에서 실시하는 치료법이다. 수술보다 몸에 부담이 적지만 주사침을 사용하거나 마취를 한다. 통증을 억제하는 효과는 크지만 오래가지 않는다는 문제점이 있다.

수술 요법
- 러브법(Love's Method: 허리디스크 수술 중에서 가장 많이 시술되는 것)
- 고정술 등

튀어나온 추간판을 제거하거나 허리뼈를 고정하는 수술을 해 통증을 유발하는 원인을 제거해도, 원인을 만든 생활습관을 개선하지 않으면 재발할 수 있다.

PART 1 나의 허리 통증 유형 찾기

허리 통증의 원인과 나의 유형 알아보기

허리 통증 유형 테스트

START

이 테스트의 질문에 답하면 허리 통증의 원인과 종류를 어느 정도 알 수 있다. 그럼, 이제부터 시작해 보자!

1~40개 항목을 읽고 해당되는 곳이 있다면 오른쪽에 기재된 숫자에 모두 체크하자.

#	질문	A	B	C	D	E	F	G	H
1	허리보다 위의 등 근육이 아프다.	2							
2	세면대에서 얼굴을 씻을 때처럼 몸을 앞으로 구부리고 15초 정도 있으면 허리가 아프다.	2	2						
3	21세 미만이다.	1			1				
4	'발끝'으로 서거나 '발뒤꿈치'로 설 수 없다.		3		1				
5	재채기나 기침을 하면 허리에 찌릿한 느낌이 온다. 그리고 화장실에서 힘을 주면 허리가 아프다.		2						
6	평평하고 딱딱한 바닥에서 위를 향해 똑바로 누울 수 없다.		2						
7	장시간 앉아 있기 어려워 영화관에서 영화를 볼 수 없다. 장시간 운전할 수 없다.		2						
8	욕탕 의자에 앉으면 허리가 아프다.	1	2						
9	아침에 일어나 침대에서 몸을 일으키는 데 시간이 걸린다.	1	2	1					
10	컴퓨터 등을 많이 사용하는 일, 운전을 많이 하는 일, 몸을 앞으로 자주 구부리는 서비스업 또는 육체노동이 많은 일을 한다.	1	2						

테스트 방법

하나의 항목에 숫자 1, 2, 3이 최대 세 개 적혀 있다. 자신에게 해당하는 항목의 숫자에 모두 동그라미를 친 후 알파벳 별로 집계한다.

		A B C D E F G H
11	밤에 잘 때 통증 때문에 깰 때가 있다.	① ② ①
12	다리가 저리다. 그리고 위를 향해 누워 무릎을 편 상태에서 저린 쪽 다리를 60° 정도 위로 올리면 엉덩이까지 저리다.	1 1

		A	B	C	D	E	F	G	H
11	밤에 잘 때 통증 때문에 깰 때가 있다.	1	2		1				
12	다리가 저리다. 그리고 위를 향해 누워 무릎을 편 상태에서 저린 쪽 다리를 60° 정도 위로 올리면 엉덩이까지 저리다.			1	1				
13	아침부터 밤까지 계속 다리가 저리다.			1					
14	허리뼈가 있는 가운데뿐만 아니라 허리 좌우도 아프고 엉덩이도 나른하다.			1	1				
15	부모나 형제 중에 허리 통증이 있는 사람이 있다.			1					
16	21세 이상 56세 미만이다.			1					
17	56세 이상이고 부모나 형제 중에 허리 통증이 있는 사람이 없다.			1					
18	허리를 뒤로 젖히면 허리 중심부의 뼈가 아프다. 그리고 현재 격렬한 운동을 하고 있다. 또는 학생 시절에 그런 운동을 했다.			3	1				
19	허리 중심의 척추를 위에서부터 손으로 만지며 내려오다 보면 튀어나온 부분이 있다.			1	1				
20	등을 쫙 펴고 걸으면 허리가 무겁거나 다리가 저려서 걸을 수 없다. 하지만 앞으로 숙이거나 의자에 앉으면 편해져 다시 걸을 수 있다.				3				

PART 1 나의 허리 통증 유형 찾기

		A	B	C	D	E	F	G	H
21	자전거를 타거나 지팡이 또는 손수레에 의지해 앞으로 숙이고 걸으면 통증과 저림이 사라진다.				3				
22	아침보다 저녁이 아프다. 그리고 날씨가 좋지 않을 때나 저기압일 때 아프다.				2				
23	발바닥에 가시바닥을 걷는 느낌이 든다.			1	2				
24	자주 다리를 삐끗하고 쥐가 난다.			1	2				
25	오줌을 참지 못해 속옷을 적실 때가 있다.			1	2				
26	자세에 따라 다리가 저린 증상이 달라진다.				1				
27	젊을 때는 항상 자세가 좋다는 말을 들었고 허리 통증이 없었다.				1				
28	56세가 되고부터 허리 통증이 생겼다.				1				
29	21~56세에 허리디스크로 고생한 적이 있다.				1				
30	허리 통증과 함께 열이 나고 전신이 나른하다.					3			

		A	B	C	D	E	F	G	H
31	허리 통증 이외에도 내과적 증상이 나타난다(혈뇨, 구역질, 구토, 오한 등).					3			
32	어떤 자세를 취해도 통증이 사라지지 않는다.					2	1		
33	허리가 아파 외출을 삼간 지 3개월이 넘었다.						2		
34	최근 멋을 부리거나 옷차림에 신경을 쓰지 않는다. 그리고 작은 일에 걱정이 앞서고 조바심이 나며 전전긍긍한다.						2		
35	여기저기 아프고 통증이 생기는 곳이 바뀐다.						1		
36	밤에 잠이 잘 오지 않는다.						1		
37	허리와 발이 차고 여름의 강한 냉방과 겨울의 추위에 약하다. 에어컨 온도 변화에 상당히 민감하다.						1		
38	과거에 허리 통증으로 다닌 병원이나 치료기관 중에서 '저기 때문에 더 아파졌어.'라고 원망하는 곳이 있다.						1		
39	61세 이상이며 옆으로 누웠을 때 척추를 가볍게 두드리면 욱신거린다.							3	
40	고관절이 아프거나 무겁다. 그리고 위를 향해 누워서 고관절을 안쪽이나 바깥쪽으로 구부리려 해도 잘 구부려지지 않는다.								3

A	B	C	D	E	F	G	H

합계 점수를 기입한다.
동그라미를 친 항목의 숫자를 알파벳별로 합산해 왼쪽 칸에 쓴다.

결과는 다음 쪽으로 ➤

PART 1 나의 허리 통증 유형 찾기

유형 진단

자신의 허리 통증 유형을 알아보자!

허리 통증은 크게 '숙이면 아픈 유형'과 '젖히면 아픈 유형'으로 나눌 수 있다. 이 책에서는 주로 앞에서 말한 두 가지 유형의 허리 통증을 해결하는 체조를 소개한다. 3점 미만인 것은 앞으로 발병할 수 있는 증상이며, 3점 이상인 것이 여러 개일 때는 여러 가지 유형이 혼합된 것이다. 100% 정확한 것은 아니지만 자신의 허리 통증이 어떤 유형인지 알아 두면 치료에 많은 도움이 된다.

합계 점수가 3점 이상인 것은 A~H의 병이 허리 통증의 원인일 가능성이 크다.

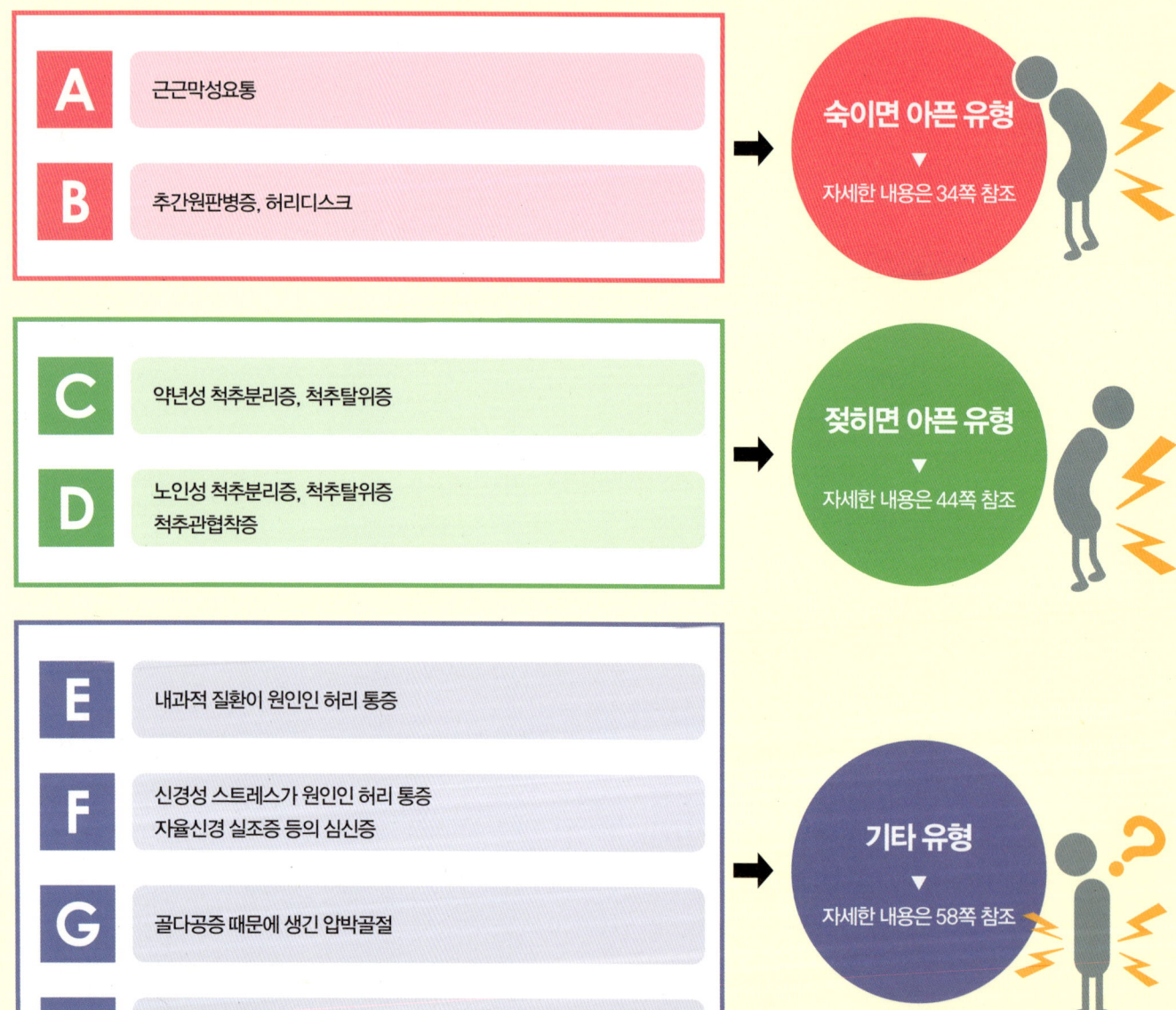

A	근근막성요통
B	추간원판병증, 허리디스크

→ **숙이면 아픈 유형** ▼ 자세한 내용은 34쪽 참조

C	약년성 척추분리증, 척추탈위증
D	노인성 척추분리증, 척추탈위증 척추관협착증

→ **젖히면 아픈 유형** ▼ 자세한 내용은 44쪽 참조

E	내과적 질환이 원인인 허리 통증
F	신경성 스트레스가 원인인 허리 통증 자율신경 실조증 등의 심신증
G	골다공증 때문에 생긴 압박골절
H	변형성 고관절증

→ **기타 유형** ▼ 자세한 내용은 58쪽 참조

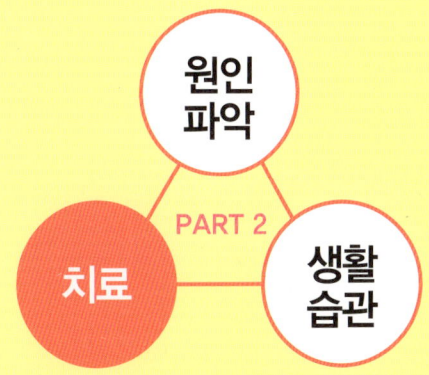

허리 통증 잡는
유형별 맞춤 체조

허리 통증은 생활습관 때문에 생기는 병이라고 할 수 있다. 매일 이 책의 셀프케어를 실시하면 증상이 가벼울 때 해결할 수 있다. '의사에게 치료받자.'가 아니라 '스스로 치료하자.'라는 마음을 갖고 꾸준히 실시하자.

● 허리 통증의
진짜 이유

허리 통증 치료의 열쇠는 '엉치엉덩관절'에 있다

'엉치엉덩관절'은 잘 알려지지 않은 골반의 관절이다. 이 책에서는 대부분의 허리 통증이 이 관절 때문에 생긴다고 보고, 이 관절의 문제를 해소하는 것부터 시작한다. 약도 수술도 필요 없는 새로운 치료법이다.

골반의 '엉치엉덩관절'에 주목한 새로운 치료법

인간의 골격은 200개 이상의 뼈로 구성되어 있으며, 뼈를 연결하는 관절은 약 400개이다. 일상적인 동작을 할 때에도 우리의 관절은 빠르게 연동하며 움직여야 한다. 관절 중에서 몸의 무게가 실리는 곳은 목뼈(경추), 허리뼈(요추), 엉치엉덩관절, 고관절, 무릎관절 등인데, 이들 모두 통증이 생기기 쉽다. 이중 허리 통증과 관련이 깊은 관절은 허리뼈와 엉치엉덩관절이다. 많은 사람이 '엉치엉덩관절이라고? 들어 본 적이 없는데? 골반에도 관절이 있나?'라고 생각할 것이다. 실제로 골반은 하나의 뼈가 아니라 엉치뼈(Sacrum: 골반을 구성하는 뼈. 친골 또는 선골이라고도 한다.)와 엉치뼈를 중심으로 양쪽에 있는 엉덩이뼈로 구성되어 있다. 그리고 엉치뼈와 엉덩이뼈를 잇는 것이 엉치엉덩관절이다.

엉치엉덩관절은 밀리미터 단위로 조금씩 전후좌우로 움직이는데, 이렇게 작은 '여유'로 체중과 충격을 흡수하며 허리뼈로 가는 부담을 축소시킨다. 그러므로 엉치엉덩관절은 조금만 잘못해도 부드럽게 움직이지 않는다.

허리 통증은 허리뼈의 문제라고 생각하기 쉽지만 허리뼈에 문제가 생기는 근본 원인은 엉치엉덩관절에 문제가 생겼기 때문일 경우가 많다. 이 책에서는 엉치엉덩관절부터 치료하여 허리 통증을 해소하는 방법을 제시한다. 바로 이 점이 기존의 허리 통증 치료와 다른 점이다.

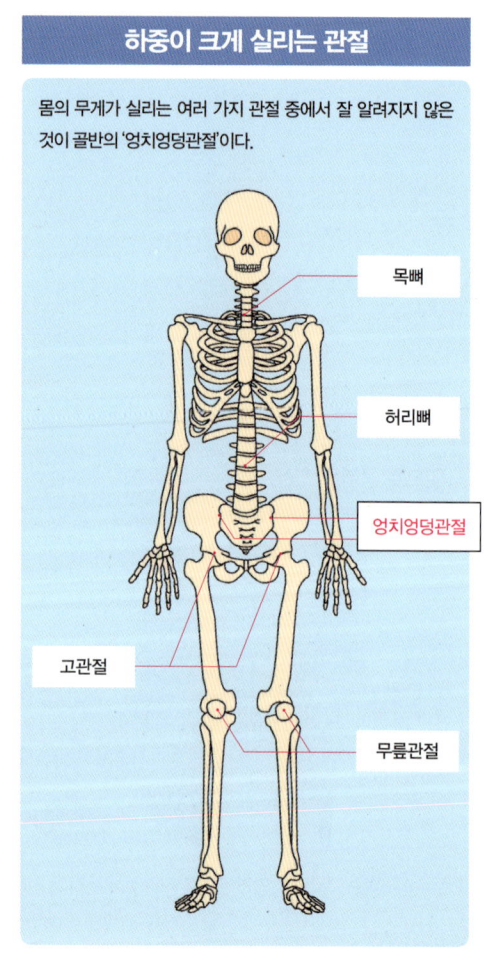

하중이 크게 실리는 관절

몸의 무게가 실리는 여러 가지 관절 중에서 잘 알려지지 않은 것이 골반의 '엉치엉덩관절'이다.

- 목뼈
- 허리뼈
- 엉치엉덩관절
- 고관절
- 무릎관절

꼭 알아 두어야 할
골반의 구조와 엉치엉덩관절의 위치

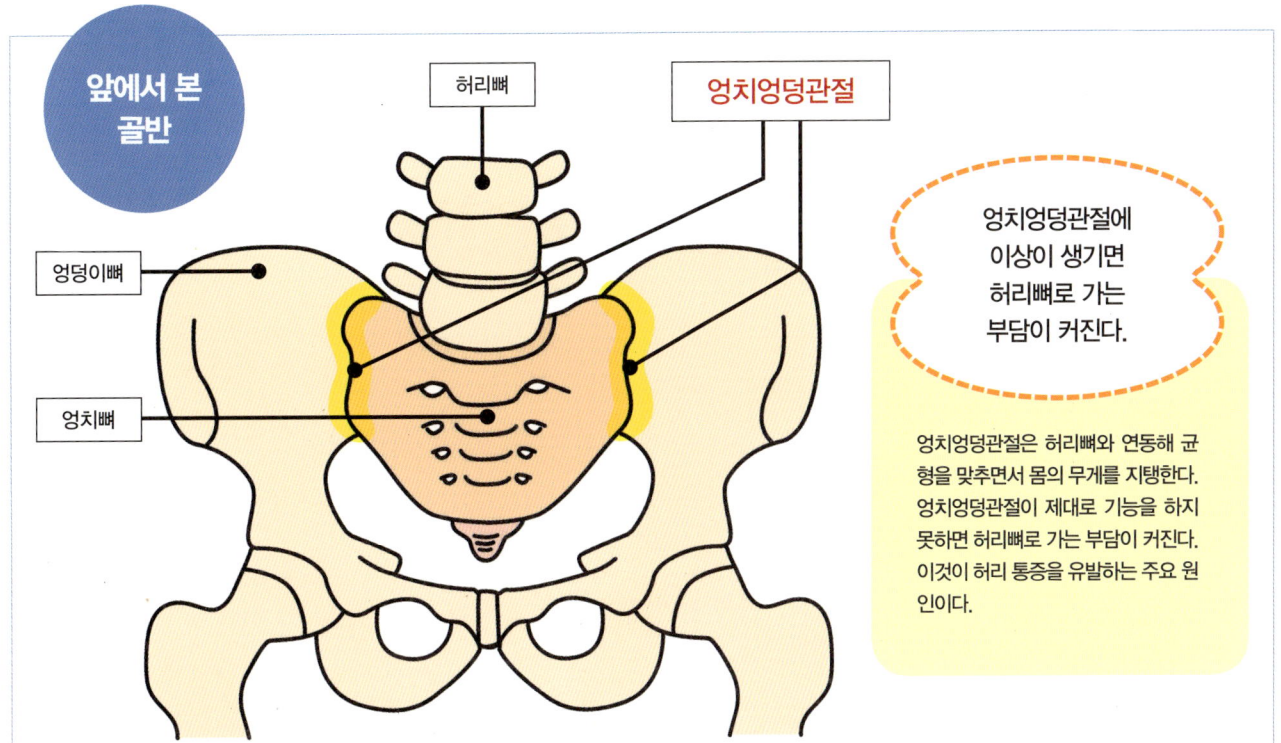

엉치엉덩관절에 이상이 생기면 허리뼈로 가는 부담이 커진다.

엉치엉덩관절은 허리뼈와 연동해 균형을 맞추면서 몸의 무게를 지탱한다. 엉치엉덩관절이 제대로 기능을 하지 못하면 허리뼈로 가는 부담이 커진다. 이것이 허리 통증을 유발하는 주요 원인이다.

엉치엉덩관절에 문제가 생기는 주요 원인

앞으로 구부린 자세

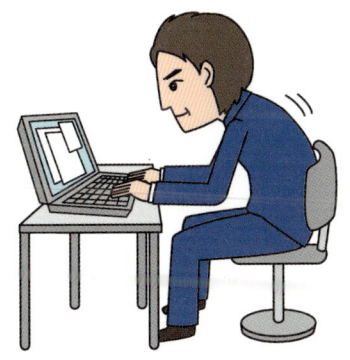

오랜 시간 같은 자세로 있으면 엉치엉덩관절에 무리가 간다. 많은 현대인이 장시간 앞으로 구부린 자세를 취한다. 이것이 가장 큰 원인이다.

엉덩방아

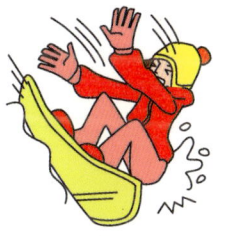

스키나 스노보드를 타다 엉덩빙아를 찧거나 사고로 충격을 받으면 엉치엉덩관절에 이상이 생길 가능성이 크다.

무릎을 안고 바닥에 앉기

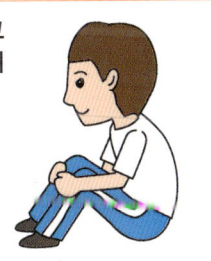

무릎을 안고 바닥에 앉으면 엉치뼈를 안쪽으로 누르기 때문에 엉치엉덩관절이 약해지기 쉽다.

자전거

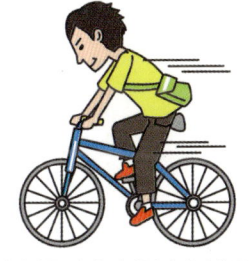

오랜 시간 자전거를 타면 엉치엉덩관절에 무리가 간다. 자동차 운전도 마찬가지다.

출산

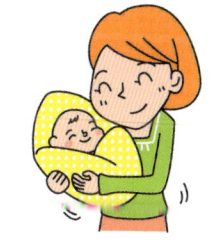

여성은 출산 때문에 엉치엉덩관절에 문제가 생길 수 있다.

● 신개념
허리 통증 치료 요법

엉치엉덩관절을 푸는
'관절포 내 교정'

지긋지긋하게 낫지 않았던 허리 통증을 말끔히 사라지게 한다는 평가를 받고 있는 '관절포 내 교정'!
여러 가지 문제를 일으키는 엉덩엉치관절을 풀어 통증을 멈추게 하는 관절포 내 교정으로 허리 통증에서 해방되자.

엉치엉덩관절이 잠기면 허리 통증과 이상 증세가 일어난다.

엉치엉덩관절은 장시간 같은 자세로 있거나 강한 충격을 받으면 잠긴다. 엉치엉덩관절이 잠기면 가장 먼저 문제가 생기는 곳이 바로 근육이다. 엉치엉덩관절은 많은 근육으로 다리와 허리에 이어져 있어 움직이지 못하면 근육에 불필요한 부담을 주게 된다. 가장 영향을 받는 근육이 허리에서 등까지 이어져 있는 척추기립근이다. 이 근육이 필요 이상으로 수축되어 나타나는 증상이 '근근막성요통'으로(26, 35쪽 참조), 허리 주변이 뻐근해지고 가벼운 통증을 느끼게 된다.

엉치엉덩관절 주변에는 상반신과 하반신을 잇는 중요한 혈관이 많기 때문에 엉치엉덩관절이 잠기면 혈관이 압박을 받아 하반신의 혈액순환이 원활하지 못하게 된다. 이 상태가 지속되면 결국 근근막성요통이 생기게 된다. 이런 근육과 혈액순환 장애를 방치하면 추간원판병증이나 허리디스크(26, 35쪽 참조)로 악화되어 심한 허리 통증이 생긴다.

그리고 인간의 골격과 관절은 연동해서 움직이기 때문에 엉치엉덩관절에 이상이 생기면 목과 무릎 등 다른 관절에도 이상이 생길 수 있다.

원인 엉치엉덩관절이 잠긴다.

골반과 하반신의 혈액순환이 나빠진다.

근육에 문제가 생긴다.

혈관을 압박해 혈액순환이 나빠져서 허리의 움직임이 평소와 다른 느낌을 받고 하반신에 냉증, 붓기, 생리통, 변비 등이 생긴다.

척추기립근이 팽팽히 당겨져 필요 이상으로 수축되어 허리가 뻐근해지고 가벼운 허리 통증이 생긴다.

방치하면

결과 허리뼈나 추간판에 여러 가지 증상이 나타난다.

허리뼈나 추간판이 약해져 추간원판병증이나 허리디스크로 악화된다. 그리고 목, 어깨, 무릎 관절에 이상이 생기는 등 허리 외의 다른 곳에도 문제가 생긴다.

엉치뼈와 엉덩이뼈 사이에 여유 공간을 만드는 '관절포 내 교정'

엉치엉덩관절이 잠겼다는 말은 엉치뼈와 엉덩이뼈 중 어느 한쪽이 다른 쪽에 얹히는 등, 걸려 있는 상태를 뜻한다. 이런 상태는 열려고 하면 삐걱거리기만 하고 잘 열리지 않는 미닫이문을 떠올리면 쉽게 이해할 수 있다.

잠겨 있는 엉치엉덩관절은 '관절포 내 교정'이라는 방법을 활용해 풀어 줄 수 있다. 이는 관절을 감싸는 관절포 안에서 걸려 있는 엉치뼈와 엉덩이뼈를 떨어뜨려 여유 공간을 만드는 방법이다.

관절에는 세 가지 유형이 있는데, 엉치엉덩관절은 조금만 움직이는 '반관절'에 속한다. 3밀리미터 정도만 움직이는 반관절을 푸는 데는 강한 힘이 필요하지 않다. 힘보다 방법이 중요하다.

관절의 세 가지 형태

움직관절(Movable Articulation, 가동관절)
움직인다.
팔꿈치나 무릎의 관절과 같이 크게 움직이는 관절은 비교적 잠기기 않는다.

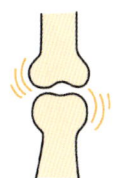

반관절(Amphiarthrosis)
조금 움직인다.
엉치엉덩관절이 여기에 속한다. 살짝 움직이기 때문에 이어진 뼈들이 서로 걸리기 쉽다.

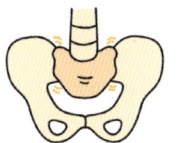

못움직관절(Synarthrodial Articulation, 부동관절)
거의 움직이지 않는다.
여러 개의 뼈가 딱 맞게 연결되어 있는 두개골을 잇는 관절처럼 거의 움직이지 않는 관절도 있다.

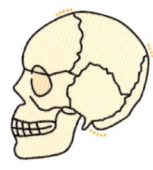

그림으로 보는 관절포 내 교정의 원리

관절포 내 교정이란 잠긴 관절을 밀리미터 단위로 움직여 부드럽게 움직일 수 있도록 하는 치료법이다.

1 촉진으로 관절이 잠겼는지 확인한다.

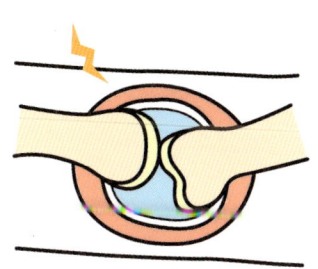

2 문제가 있는 부분을 피부 위에서 눌러 관절을 정상적인 위치로 되돌린다.

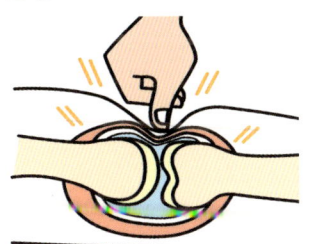

3 잠겨 있던 관절이 풀려 부드럽게 움직인다.

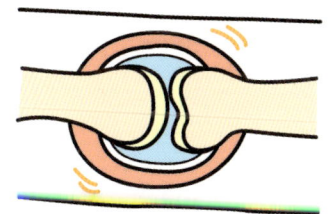

※ 이해하기 쉽도록 움직관절로 설명했다.

● 테니스공을 이용한
강력한 통증 치료법

공 체조로 관절을 관리한다

관절포 내 교정을 집에서 손쉽게 할 수 있도록 고안한 것이 공 체조이다. 매일 간단히 쉽게 할 수 있는 공 체조로 허리 통증을 예방하고 개선하자!

셀프 '관절포 내 교정'으로 매일 관리하자.

잠겨 있는 엉치엉덩관절을 풀려면 관절포 내 교정을 받는 것이 가장 좋다. 그러나 모든 사람이 치료를 받기는 어려우며, 무엇보다 허리 통증이 심각하지 않을 때는 스스로 관리하는 것이 중요하다. 그래서 관절포 내 교정을 집에서 할 수 있도록 체조를 고안했다. 바로 공을 이용한 ROM 체조, 즉 공 체조이다.

ROM이란 'Range Of Motion'의 첫 글자로 '관절의 운동 범위'라는 의미이다. 엉치엉덩관절이 잠기면 골반이 움직이는 영역이 좁아져 몸의 중심을 바르게 유지할 수가 없고 이 때문에 허리에 통증이 생긴다. 공 체조는 엉치엉덩관절을 풀어서 골반이 움직이는 영역을 정상으로 되돌리는 체조이다. 테니스공을 사용해 손쉽게 할 수 있다.

앞으로 허리를 위한 공 체조 외에도 목과 무릎을 위한 공 체조도 소개할 것이니, 증상에 맞춰 관절을 스스로 관리하자.

🎾 허리 통증 잡는 공 체조

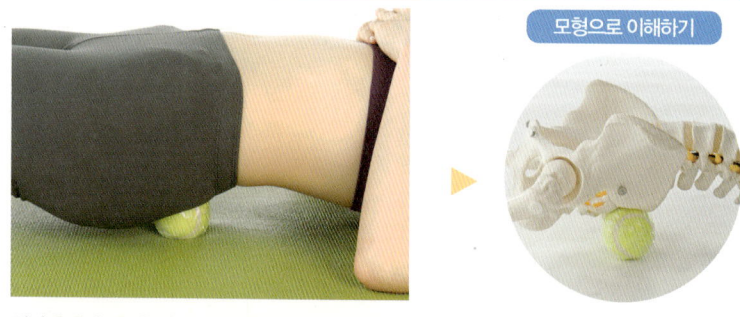

모형으로 이해하기

허리에 테니스공을 대고 누우면 잠겼던 엉치엉덩관절이 풀리고 척추의 중심이 조절된다.

| 숙이면 아픈 유형 | → | 30쪽 참조 |
| 젖히면 아픈 유형 | → | 46쪽 참조 |

🎾 무릎 통증 잡는 공 체조

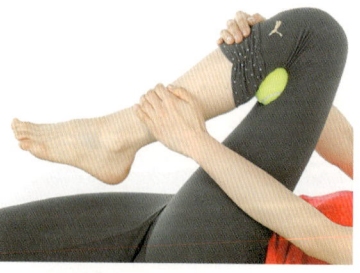

허리와 무릎 모두에 통증을 느끼는 사람이 많다. 무릎 공 체조도 함께 하자.
→ 55쪽 참조

🎾 목 통증 잡는 공 체조

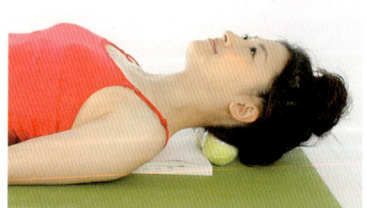

허리 통증과 함께 '어깨가 뭉쳤다.', '목이 뻐근하다.' 하는 사람은 목 공 체조도 병행한다.
→ 54쪽 참조

공 체조와 함께 앞뒤 중심을 조절하면 더욱 효과적이다.

'숙이면 아픈 유형'의 허리 통증은 엉치뼈가 뒤로 누워 잠겨 있는 경우가 많으며, '젖히면 아픈 유형'의 허리 통증은 엉치뼈가 앞으로 누워 잠겨 있는 경우가 많다.

현대인에게 자주 볼 수 있는 현상은 전자이다. 간병인이나 보육사와 같이 엉거주춤한 자세를 많이 취하는 사람이나 자동차 운전이나 컴퓨터 사용으로 장시간 몸을 앞으로 구부리는 사람은 중심이 앞으로 치우친 상태에서 엉치엉덩관절이 잠긴다. 이런 유형은 공 체조로 엉치엉덩관절을 풀어 주면서 허리를 뒤로 젖히는 체조로 중심을 뒤로 이동시키는 것이 효과적이다.

반대로 허리가 활처럼 휘기 쉬운 사람은 중심이 뒤로 치우쳐진 상태에서 엉치엉덩관절이 잠긴다. 공 체조와 함께 허리를 둥글게 마는 체조로 중심을 앞으로 이동시키는 것이 좋다.

공 체조와 함께
맞춤 체조로 중심을 바로잡자

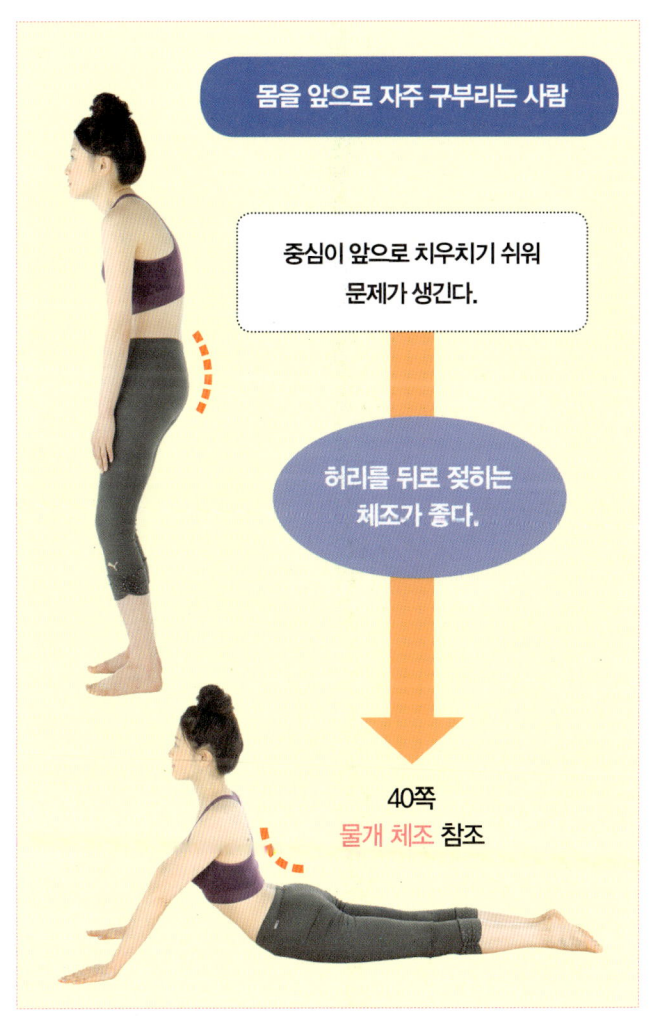
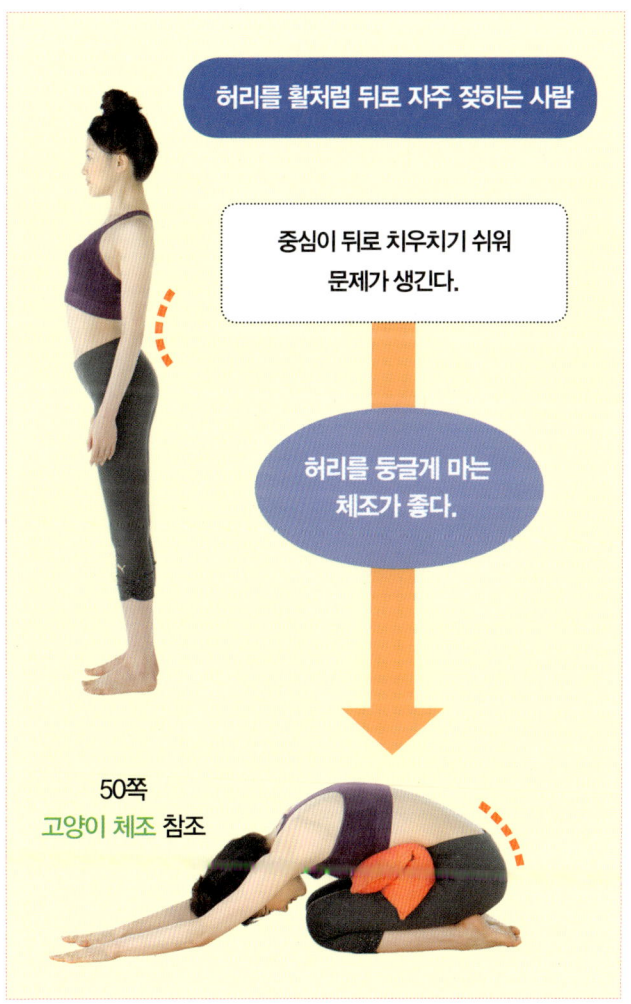

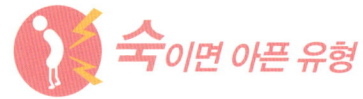 **숙**이면 아픈 유형

몸을 앞으로 자주 구부려서 생기는 여러 가지 허리 통증

몸을 자꾸 구부리면 중심이 앞으로 쏠려 근육에 피로가 쌓이고 염증이 생기기 시작한다. 방치하면 추간판에 부담이 가고 머지않아 짓눌려서 수핵이 밖으로 나오는 허리디스크로 악화되기도 한다. 역시 가장 중요한 것은 증상이 가벼울 때 예방하는 것이다.

근육의 피로로 생기는 뭉침과 통증이 디스크가 된다.

허리 통증 중에서도 가장 많은 사람이 앓는 것이 근육에 피로가 쌓여 필요 이상으로 수축되어 생기는 근근막성요통이다. 이때는 허리의 움직임이 평소와 다르거나 뻐근한 정도로, 본격적으로 허리 통증이 시작되지 않은 단계이다.

그러나 이를 방치하면 엉치엉덩관절에 부담이 가고 허리뼈에도 무리가 가 척추 사이에서 쿠션의 역할을 하는 추간판이 약해진다. 결국 추간판 중심에 있는 수핵이 짓눌리는 추간원판병증으로 발전하고 만다. 허리 통증이 심해지고 다리가 점점 저려도 엑스레이로는 발견하기 어렵다.

이런 상태에서 더욱 짓눌리면 추간판에서 수핵이 튀어나오게 되는데, 이것이 허리디스크이다. 튀어나온 수핵이 신경을 압박하거나 자극하면 재채기만 해도 허리에 통증이 느껴진다.

척추가 앞으로 굽어 있는 모습

몸을 앞으로 숙였을 때 허리의 추간판이 압박을 받아 통증이 생긴다.

숙이면 아픈 유형의 허리 통증

통증이 시작되는 이유는 중심이 앞으로 치우쳐 있기 때문이다.
근근막성요통이 여러 번 재발하면 추간원판병증으로 발전하다가 결국 허리디스크로 악화될 수 있다.

근근막성요통

특징	증상이 나타나기 쉬운 사람	치료법
● 허리부터 등까지 통증과 결림, 평소와 다른 느낌, 뻐근함이 느껴짐 ● 가벼운 통증	● 사무직으로 장시간 앉아 있는 사람 ● 서서 일하는 사람 ● 자주 몸을 앞으로 숙이는 사람	● 관절포 내 교정* ● 지압, 마사지 등 ● 같은 자세나 앞으로 구부린 자세를 오래 지속하지 않는다. ● 허리를 구부리지 않고 무릎을 구부린다. ● 물개 체조

허리디스크

추간원판병증

특징	증상이 나타나기 쉬운 사람	치료법
● 허리의 좌우 또는 양쪽 모두 아프다. ● 몸이 무겁고 나른하다. ● 앞으로 숙이면 특히 아프다.	● 사무직으로 장시간 앉아 있는 사람 ● 서서 일하는 사람 ● 자주 몸을 앞으로 숙이는 사람 ● 근근막성요통이 반복해서 재발하는 사람	● 관절포 내 교정* ● 같은 자세나 앞으로 구부린 자세를 오래 지속하지 않는다. ● 허리를 구부리지 않고 무릎을 구부린다. ● 물개 체조

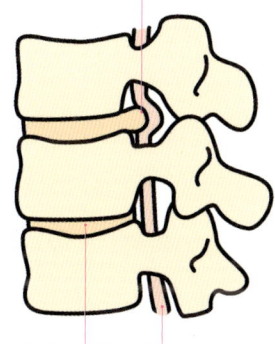

옆에서 본 모습

튀어나온 수핵(헤르니아)

정상적인 수핵   신경근

허리디스크

특징	증상이 나타나기 쉬운 사람	치료법
● 재채기나 기침을 하면 허리가 욱신욱신 아프다. ● 다리나 엉덩이가 저리고 통증이 있다. ● 앞으로 숙이면 증상이 악화되고 오랜 시간 앉아 있을 수 없다.	● 20~50대 ● 장시간 앉아 있는 사람 ● 빈번하게 몸을 앞으로 숙이는 사람 ● 스포츠로 허리에 부담이 가는 사람	● 관절포 내 교정* ● 아픈 곳이 압박되지 않도록 자세에 주의한다. ● 같은 자세나 앞으로 구부린 자세를 오래 지속하지 않는다. ● 물개 체조 ● 수술

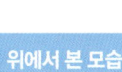

위에서 본 모습

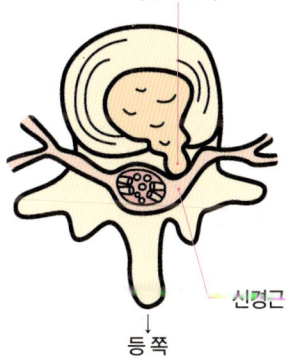

튀어나온 수핵(헤르니아)

신경근

등 쪽

* 관절포 내 교정은 새로운 개념의 허리 통증 치료법이며, 이를 가정에서 할 수 있도록 고안한 것이 공 체조이다.

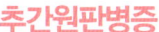

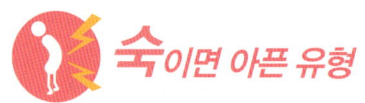 **숙**이면 아픈 유형

공 체조의 원리
공으로 엉치엉덩관절을 자극해 풀어 준다

테니스공의 자극으로 엉치엉덩관절을 느슨하게 푼다.

공 체조는 테니스공 두 개를 허리에 대고 위를 향해 누우면 되는 간단하고 획기적인 체조다. 딱딱한 바닥과 테니스공이 만났을 때 생기는 적당한 자극이 잠겨 있던 엉치엉덩관절을 풀어서 척추를 본래의 S자 곡선으로 되돌린다.

이 체조를 하면 대부분의 가벼운 통증은 금세 좋아지며, 꾸준히 하다 보면 허리가 가뿐해지는 것을 느낄 수 있다.

그러나 잘못된 위치에 공을 대면 효과를 볼 수 없으니, 올바른 곳에 대야 한다. 앞으로 몸을 구부리면 아픈 유형은 공을 엉치엉덩관절에 대야 한다. 올바른 위치를 찾는 데 한 개, 체조할 때 두 개가 필요하니 테니스공은 총 세 개를 준비하자.

만드는 방법

준비물

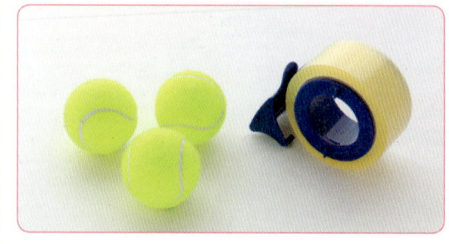

- 테니스공 세 개, 박스테이프
☆ 테니스공을 구할 수 없을 때는 얼굴수건을 대신 사용해도 좋다(46쪽 참조).

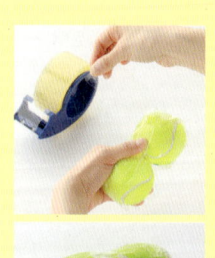

테니스공 두 개를 딱 붙인 후 상하좌우로 어긋나지 않도록 주의하면서 박스테이프로 고정한다.

두 개를 붙인 공은 체조 때 사용한다.

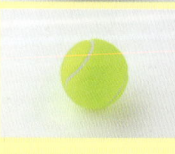

남은 한 개의 공은 붙인 두 개의 공을 댈 위치를 찾을 때 사용한다.

테니스공 위에 누우면 OK!

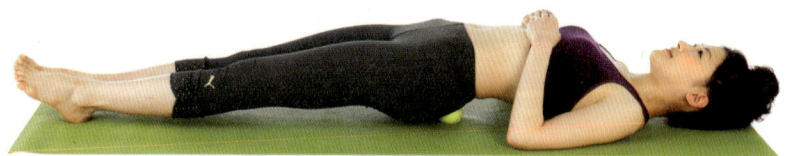

테니스공을 엉치엉덩관절에 대고 누우면 되는 간단한 체조지만, 적당한 자극이 잠겨 있는 엉치엉덩관절을 풀어 허리 통증이 낫는다.

정확히
엉치엉덩관절에 공을 대는 것이 포인트!

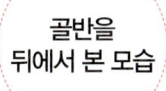
골반을 뒤에서 본 모습

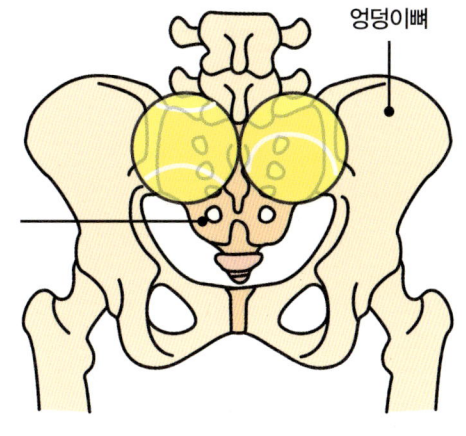

엉치뼈와 엉덩이뼈를 잇는 관절이 엉치엉덩관절이다.

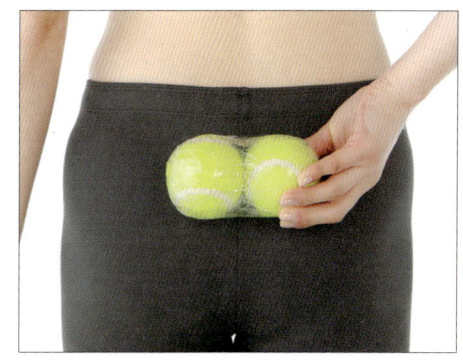

엉치엉덩관절을 찾는 방법은 38쪽을 참조한다.

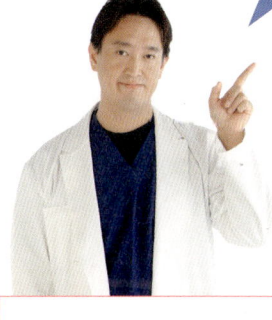

엉치엉덩관절을 풀어 주는 체조

테니스공의 크기와 딱딱함은 가정에서 잠겨 있는 엉치엉덩관절을 푸는 데 안성맞춤이다. 앞으로 몸을 구부렸을 때 아픈 유형에게 가장 효과적인 체조이다.

**엉치뼈의 윗부분을 누르면
척추가 본래의 S자 곡선으로 되돌아가는 효과가 있다.**

몸을 숙이면 아픈 유형은 엉치뼈가 뒤로 누워 잠기게 된다. 엉치엉덩관절이 있는 엉치뼈 윗부분을 누르면 척추기 본래의 S자 곡선으로 교정되는 효과가 있다.

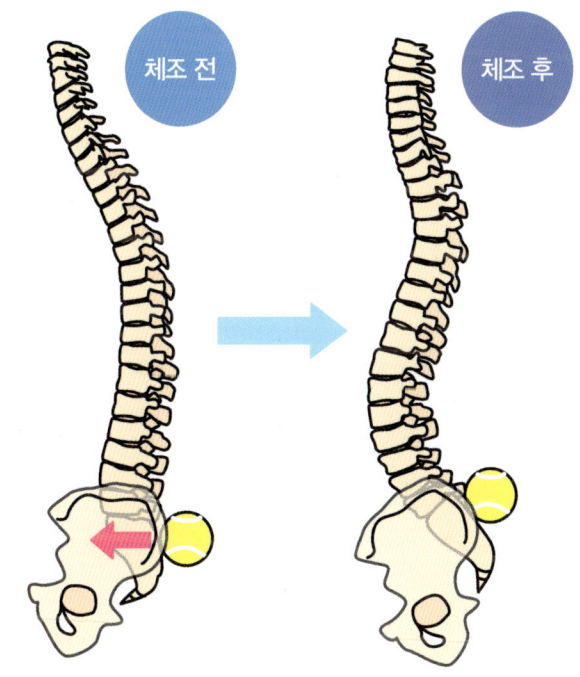

체조 전 / 체조 후

엉치뼈가 뒤로 누워 있는 상태. 엉치엉덩관절을 자극해 교정한다.

엉치뼈가 바르게 서 척추가 S자 곡선으로 되돌아간다.

구체적인 체조법은 다음 쪽으로

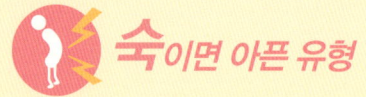 **숙**이면 아픈 유형

공 체조법
엉치엉덩관절에 공을 대고 바닥에 누우면 OK

[준비] 테니스공을 댄다.

1
꼬리뼈에 한 개의 공을 댄다.

평평하고 딱딱한 바닥에 앉아 꼬리뼈에 테니스공 한 개를 댄다. 이때 45° 정도 앞으로 몸을 숙이면 대기 쉽다.

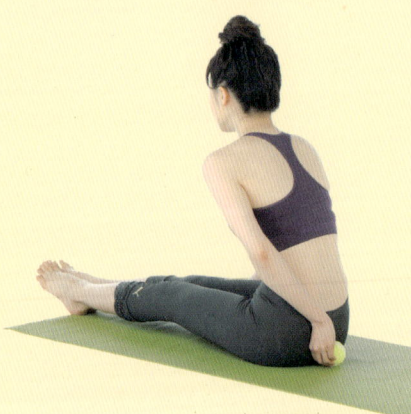

뒤에서 본 모습

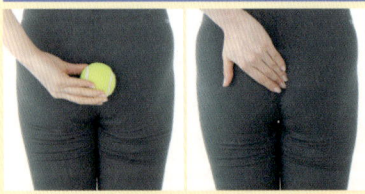

엉덩이의 갈라진 곳에서 위로 따라 올라가 뼈가 닿는 위치를 찾는다. 딱딱하게 느껴지는 곳이 꼬리뼈이다.

2
꼬리뼈에 댄 공 위에 테이프로 붙인 두 개의 공을 올린다.

꼬리뼈에 댄 공 위에 테이프로 붙인 두 개의 공을 올린다. 좌우 높이가 달라지지 않도록 주의한다.

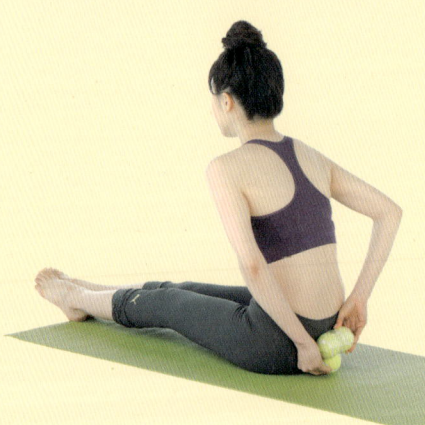

뒤에서 본 모습

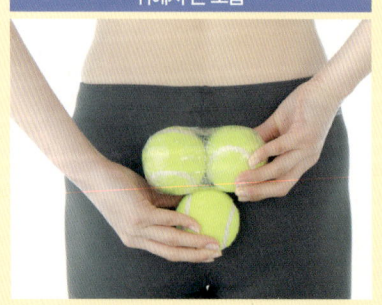

3
꼬리뼈에 댄 공을 뺀다.

두 개의 공을 댄 위치가 움직이지 않도록 주의하면서 꼬리뼈에 댔던 공을 뺀다.

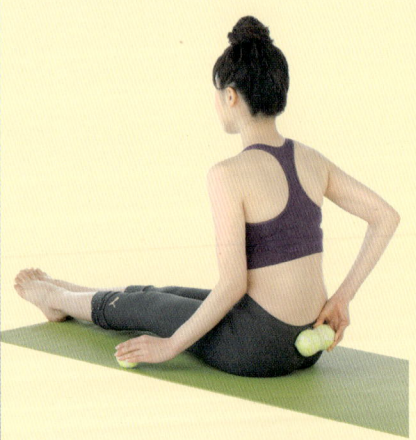

뒤에서 본 모습

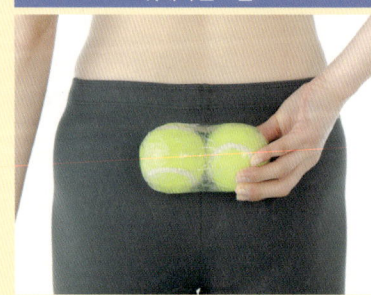

[공 체조 시작!]

4 공 위에 눕는다.

3번에서 몸에 댄 공이 움직이지 않도록 주의하면서 위를 향해 눕는다. 힘을 빼고 1분 동안 이 자세를 유지한다. '아프지만 시원한 정도'의 자극이 가장 좋다.

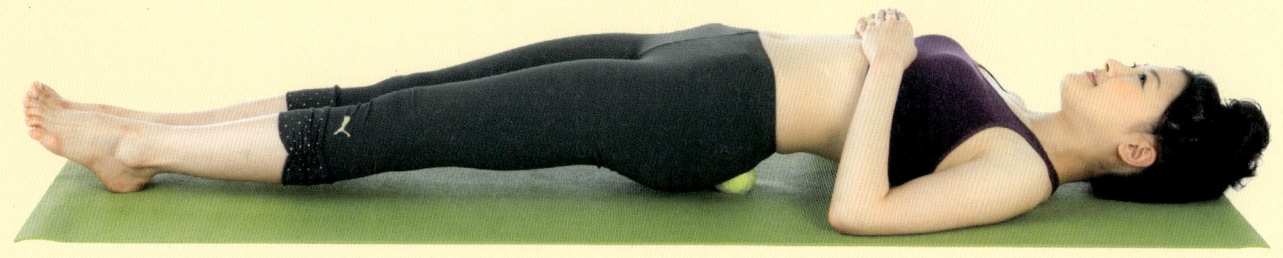

엉치엉덩관절을 시원하게 푼다.

공 체조 포 인 트

- 딱딱하고 평평한 바닥에서 한다.
- 베개를 베지 않는다.
- '아프지만 시원한 정도'의 자극이 적당하다.
- 아침에 일어났을 때 그리고 자기 전에 한 번씩 하는 것이 좋다.
- 1회 1분이 기본이다. 1회에 최대 3분까지만 하자.

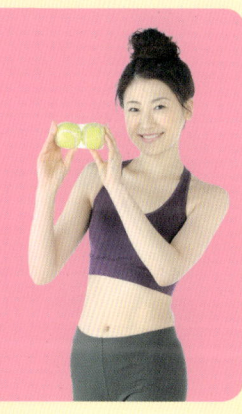

Variation 변형 자세

위와 같은 자세가 아플 때는 무릎을 구부려도 좋다. 아프지만 시원한 정도의 자극을 받도록 무릎을 구부리는 정도를 조절하자. 무릎을 구부려도 효과는 똑같다.

위 동작이 아파서 하기 어려울 때는…

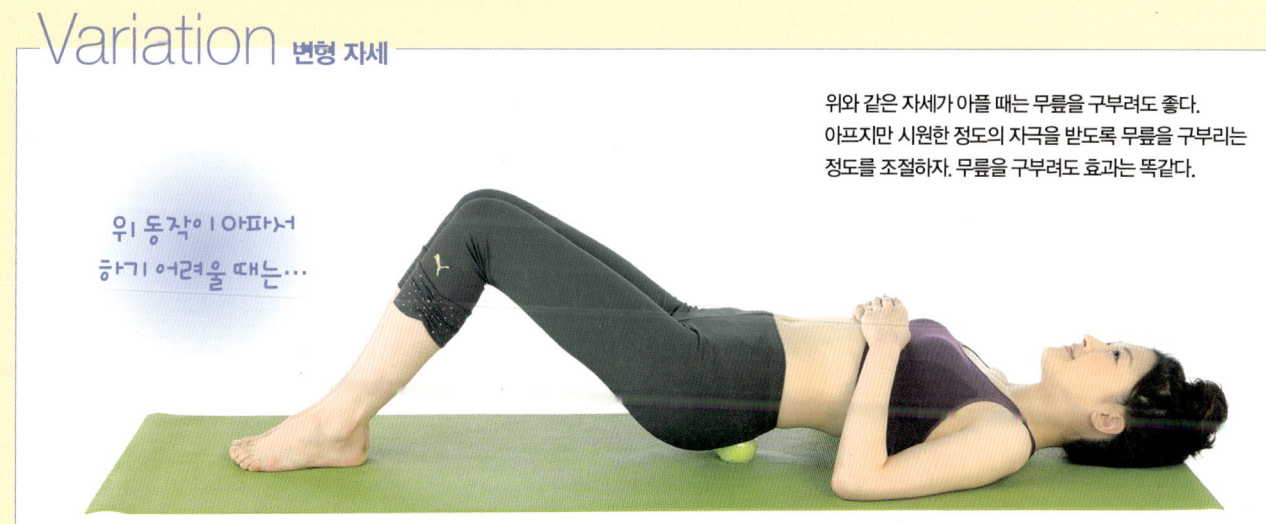

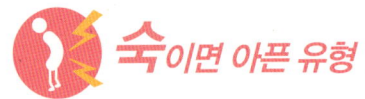 **숙**이면 아픈 유형

물개 체조
상체를 위로 올려
앞으로 치우친 중심을 제자리로

허리와 등의 긴장을 풀어 통증을 완화한다.

물개처럼 가슴을 펴고 등을 뒤로 젖히는 운동이다. 꾸준히 하다 보면 뭉쳐 있던 허리와 등 근육이 풀려 앞으로 치우쳐 있던 중심이 뒤로 되돌아온다. 이것이 허리 통증을 예방하는 데 도움이 된다. 그리고 통증이 심할 때는 통증을 완화하는 효과도 기대할 수 있다. 아침에 일어났을 때와 자기 전에 공 체조와 함께 하면 좋다.

서서 혹은 의자에 앉아서 등을 뒤로 젖혀도 같은 효과를 볼 수 있다. 오랜 시간 같은 자세로 지낸 날이라면 하루에도 여러 번 해 보자.

1 엎드려서 바닥에 팔꿈치를 붙인다.
바닥 위에 엎드려서 손바닥이 얼굴 옆에 오도록 팔꿈치를 바닥에 붙이고 숨을 들이마신다.

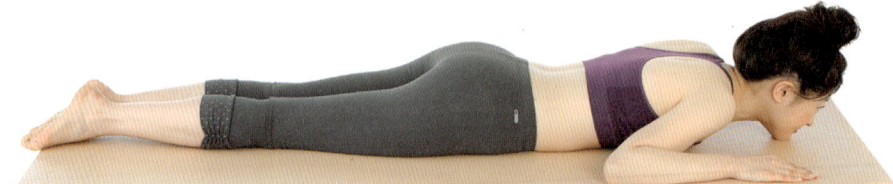

2 팔을 펴서 상체를 들어 올린다.
숨을 내쉬면서 팔을 펴 배꼽이 바닥에서 떨어질 때까지 상체를 일으킨다. 이 자세를 1분 동안 유지한다.

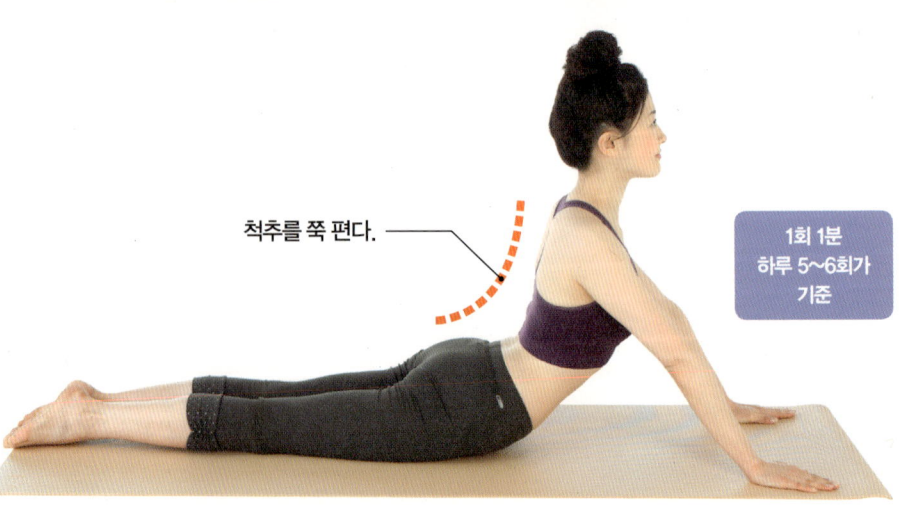

척추를 쭉 편다.

1회 1분
하루 5~6회가
기준

Variation 변형 자세

물개 체조가 힘든 사람을 위한
변형 물개 체조

몸을 뒤로 젖히기 힘든 사람은 처음부터 많이 젖히지 않아도 좋다. 처음에는 아프지만 시원함이 느껴질 정도로 젖히고 익숙해지면 서서히 상체를 더 들어 올리도록 하자.

익숙해지면 조금씩 더 들어 올려 물개 체조에 가까워지도록 한다.

팔꿈치를 바닥에 붙이고 상체를 들어 올린다.

팔을 완전히 펴서 허리를 젖히기 힘든 사람은 일단 팔꿈치를 바닥에 붙인 채로 상체를 들어 올린다.

1회 1분
하루 5~6회가
기준

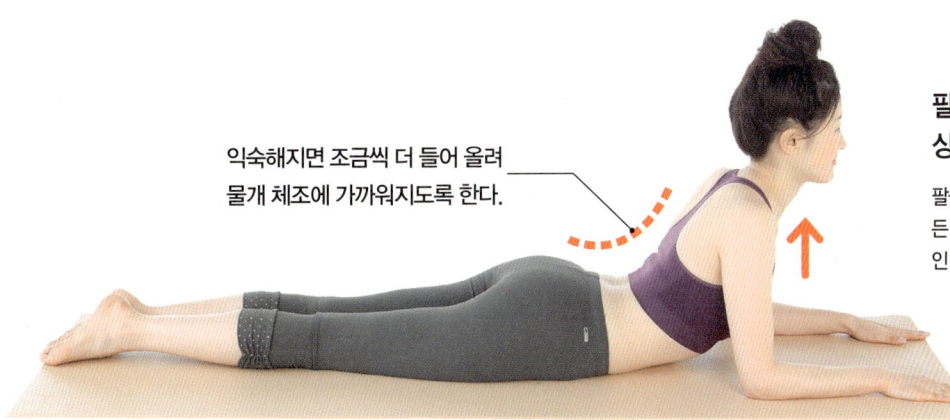

쿠션을 끼고 상체를 들어 올린다.

가슴 밑에 쿠션을 놓고 상체를 들어 올린다. 텔레비전을 보는 등 편안히 한다.

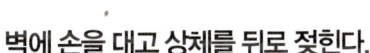

1회 30분까지
하루 1회가
기준

벽에 손을 대고 상체를 뒤로 젖힌다.

벽 앞에 서서 팔을 구부린 다음 벽에 손을 댄다. 그대로 벽을 밀어 팔을 펴면서 상체를 뒤로 젖힌다.

1회 30초
하루 5~6회가
기준

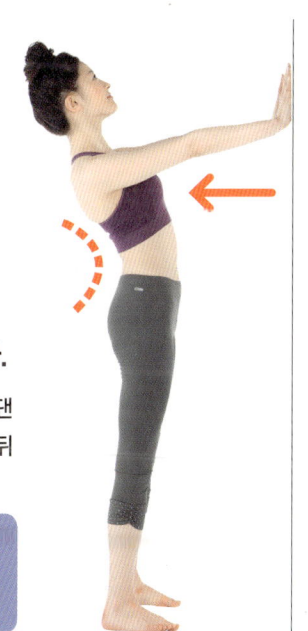

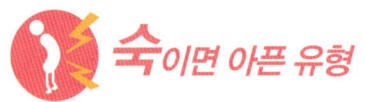 숙이면 아픈 유형

가슴 펴기 체조
몸을 뒤로 젖혀 숙였을 때의 통증을 개선

앞으로 몸을 구부릴 때가 많은 사람에게 좋은 체조

몸을 앞으로 구부릴 때가 많고 물개 체조를 해도 중심이 뒤로 되돌아오지 않는 사람에게 추천하는 체조이다.

등부터 허리까지 곡선을 만들면서 천천히 2~3회 반복하자. 등과 허리 주변의 뻐근함이 사라지고 시원하고 가벼워진다.

무릎을 꿇고 앉기 어려울 때는 의자에 앉아서 해도 좋다. 오랜 시간 앞으로 몸을 숙였을 때, 책상에서 일하는 도중에, 휴식 시간 등 언제 어디서나 손쉽게 해 보자.

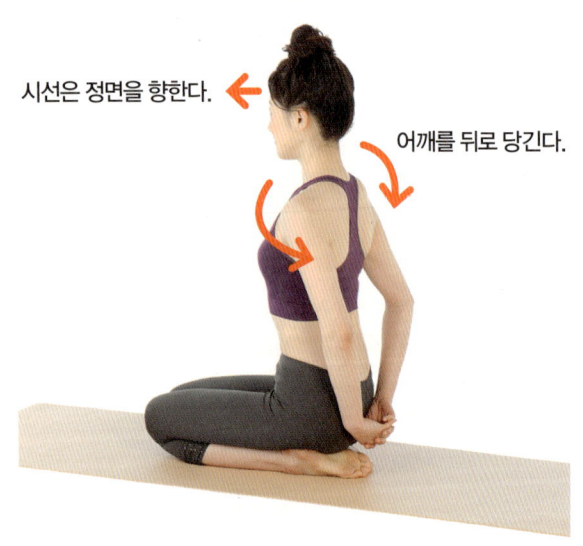

1 등 뒤에서 깍지를 낀다.
무릎을 꿇고 앉아 등을 펴고 뒤로 깍지를 낀다. 시선은 정면을 향하고 몸의 중심이 한쪽으로 치우치지 않도록 주의한다.

· 시선은 정면을 향한다.
· 어깨를 뒤로 당긴다.

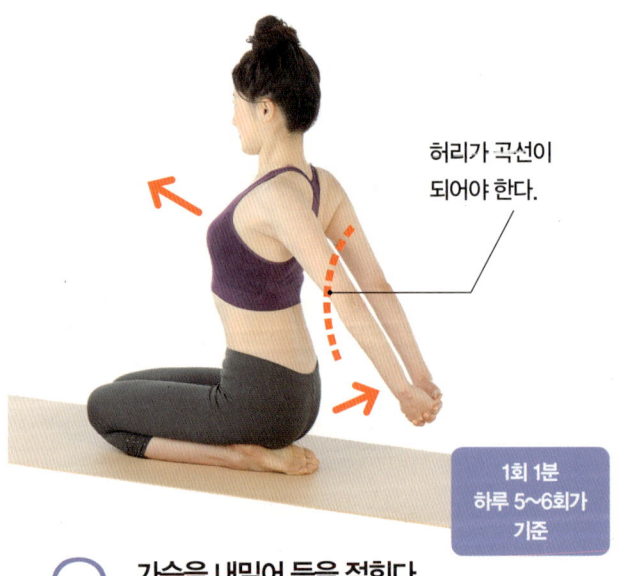

2 가슴을 내밀어 등을 젖힌다.
팔을 뒤로 당기면서 되도록 위로 올린다. 가슴을 앞으로 쭉 내밀어 상체를 젖힌다.

· 허리가 곡선이 되어야 한다.

1회 1분
하루 5~6회가
기준

Variation 변형 자세

가슴 펴기 체조가 힘든 사람을 위한
의자에 앉아서 가슴 펴기 체조

등 가운데를 젖히기 힘들어 물개 체조를 할 수 없는 사람은 가슴을 내미는 스트레칭으로 가슴등뼈(흉추)를 풀자. 의자가 없을 때는 무릎을 꿇고 앉아서 해도 좋다.

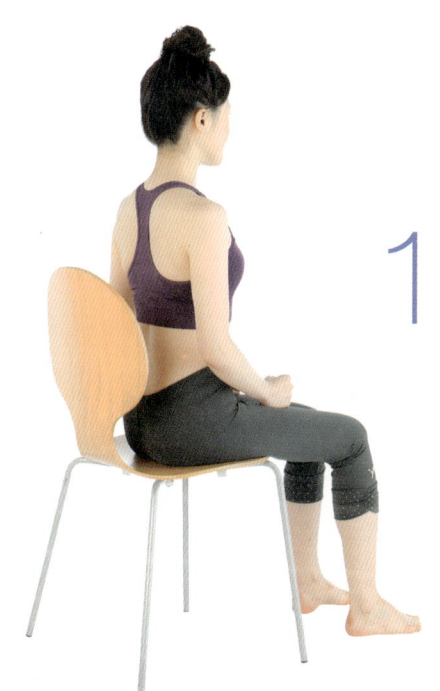

1 의자에 앉아 주먹을 쥐고 허벅지에 놓는다.

의자에 앉아 등을 펴고 주먹을 쥐어 허벅지 위에 놓는다.

 주먹에 힘을 주고 가슴을 내민다.

주먹에 힘을 주고 어깨를 뒤로 밀며 가슴을 앞으로 쭉 내민다.

> 이때 '투둑' 하고 소리가 날 수 있는데, 이는 앞으로 몸을 자주 구부리는 사람에게 나타나는 현상으로 이상이 아니니 걱정하지 말자.

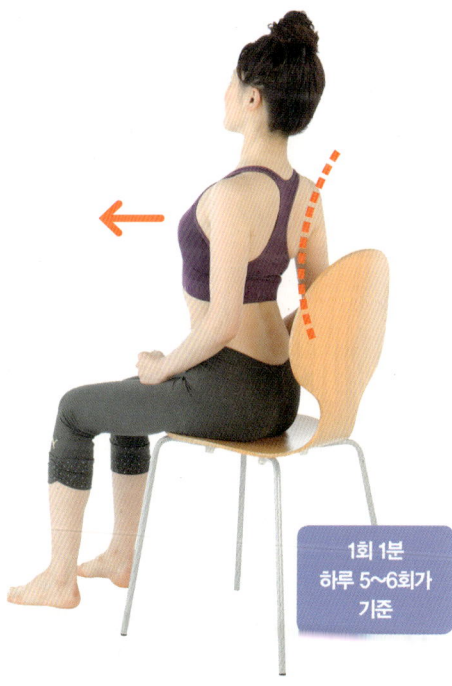

1회 1분
하루 5~6회가
기준

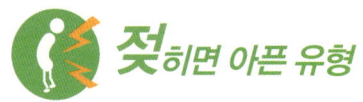 젖히면 아픈 유형

몸을 뒤로 자주 젖혀서 시작되는
여러 가지 허리 통증

몸의 중심이 뒤로 치우치면 허리뼈의 피로골절이나 변형을 유발하여 뒤로 몸을 젖혔을 때 허리뼈가 압박을 받아 통증이 생긴다. 과거에 격렬한 운동을 했던 사람이나 50세 이상인 사람은 이 유형에 주의하자.

피로골절 또는 노화 때문에 발병해 악화되면 보행장애로까지 이어진다.

몸을 뒤로 젖혔을 때 허리에 통증을 느끼는 경우 대부분의 원인은 허리뼈의 등 쪽에 있는 돌기 부분에 있다. 이 돌기에 금이 가서 단절된 상태가 척추분리증, 돌기가 어긋난 상태가 척추탈위증이다.
21세 이하의 젊은이나 과거에 격렬한 운동을 했던 사람에게서 자주 볼 수 있는 '약년성'과 중년 이후에 증상이 나타나는 '노인성'이 있다. 약년성은 몸을 뒤로 젖히는 무리한 동작으로 인해 생기는 피로골절 때문에 발병하기 쉽고, 노인성은 추간판의 탄력 저하나 추간관절의 노화로 인한 변형 때문에 일어나기 쉽다.
척추분리증, 척추탈위증, 허리디스크를 오래 앓은 사람이 50세 무렵이 되었을 때 자주 나타나는 증상이 척추관협착증이다. 허리뼈와 추간판의 피로가 오랫동안 지속되어 척수와 신경이 있는 척추 안쪽의 관(척추관)이 좁아져 신경을 압박해 일어난다.

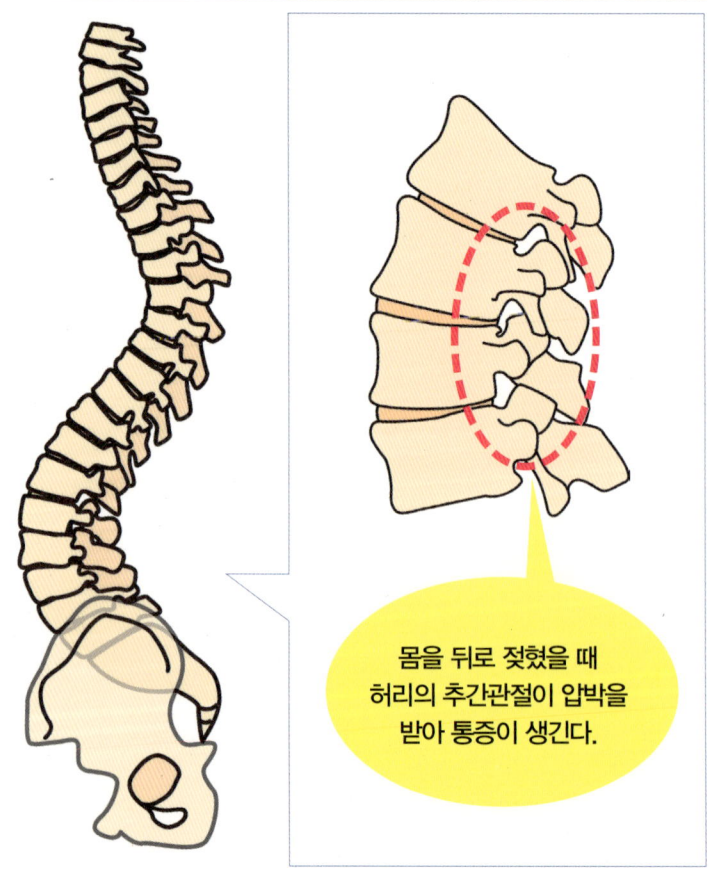

허리뼈가 뒤로 젖혀진 상태

몸을 뒤로 젖혔을 때 허리의 추간관절이 압박을 받아 통증이 생긴다.

젖히면 아픈 유형의 허리 통증

허리뼈의 피로골절이나 변형이 발전하면 척추분리증, 척추탈위증으로 악화된다.
허리뼈나 추간판에 피로가 쌓여 척추관협착증이 생기는 경우도 있다.

약년성 척추분리증, 척추탈위증

특징	증상이 나타나기 쉬운 사람	치료법
● 허리를 뒤로 젖히면 허리 가운데 뼈와 엉덩이 근육이 아프다. ● 아침에 일어나서 움직이기 시작하면 아프다. ● 격렬한 운동으로 악화된다. ● 통증이 없을 때도 있다.	● 21세 이하의 젊은이로 격렬한 운동을 하는 사람 ● 어린 시절이나 학생 시절에 격렬한 운동을 했던 사람	● 보조기(Orthosis) 착용 ● 관절포 내 교정* ● 고양이 체조 ● 의료 레이저 ● 수술

척추분리증과 척추탈위증

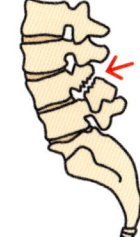

척추분리증
추간관절의 상하 관절 돌기가 분리되거나 돌기에 금이 가서 단절된 상태

↓

노인성 척추분리증, 척추탈위증

특징	증상이 나타나기 쉬운 사람	치료법
● 허리 가운데 뼈가 아프다. ● 엉덩이 근육도 아프다. ● 아침에 일어나서 움직이기 시작하면 아프다. ● 특히 피곤할 때 통증이 나타난다.	● 중년층 ● 여성 ● 젊었을 때 격렬한 운동을 한 사람	● 보조기 착용 (효과적일 때도 있다.) ● 관절포 내 교정* ● 의료 레이저 ● 고양이 체조 ● 자세에 주의

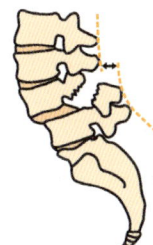

척추탈위증
돌기가 어긋난 상태. 척추분리증과 함께 나타나는 경우도 많다.

↓

척추관협착증

특징	증상이 나타나기 쉬운 사람	치료법
● 허리와 엉덩이가 아프다. ● 다리가 저리다. ● 오래 걷지 못한다. 조금 쉬면 걸을 수 있다 ● 자전거를 타는 것이 편하다. ● 저녁이나 날씨가 흐리면 아프다.	● 50세 이상 ● 항상 좋은 자세를 유지해야 하는 사람 ● 젊었을 때부터 척추분리증, 척추닐뒤통, 미리디스크로 고생한 사람	● 관절포 내 교정* ● 보조기 착용 ● 고양이 체조 ● 몸을 너무 뒤로 젖히지 않기 ● 몸을 따뜻하게 보온 ● 의료 레이저 ● 수술(증세가 심각한 경우)

척추관협착증

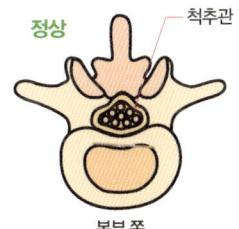

정상 — 척추관
복부 쪽

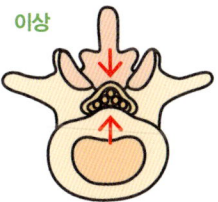

이상

추간판의 변형 등으로 허리뼈의 척추관이 좁아져 신경을 압박한다.

* 관절포 내 교정은 새로운 개념의 허리 통증 치료법이며, 이를 가정에서 할 수 있도록 고안한 것이 공 체조이다.

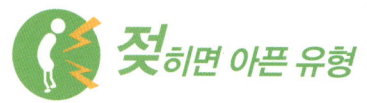 **젖히면 아픈 유형**

공 체조의 원리
공으로 꼬리뼈를 자극해 중심을 앞으로 이동시킨다

테니스공으로 꼬리뼈를 눌러 심하게 젖혀진 허리를 교정한다.

숙이면 아픈 유형의 공 체조는 엉치엉덩관절에 공을 대지만, 젖혔을 때 아픈 유형의 공 체조는 꼬리뼈에 공을 댄다.

꼬리뼈의 위치는 엉치엉덩관절보다 알기 쉬워 금방 찾을 수 있다. 손가락으로 엉덩이의 갈라진 부분부터 시작해서 위로 따라가다 보면 딱딱한 뼈에 닿는다. 그곳이 꼬리뼈이다. 테니스공 두 개를 붙여 꼬리뼈의 조금 위에 대고 바닥에 누우면 되는 매우 간단한 체조이다.

언뜻 보면 뒤로 젖힌 허리를 더욱 젖히는 것처럼 보이지만 그렇지 않다. 꼬리뼈를 제대로 누르면 젖혀졌던 척추가 본래의 S자 곡선으로 되돌아오기 때문에 허리 통증이 해소된다. 공을 잘못된 위치에 대면 효과가 없으니 주의하자.

만드는 방법

준비물

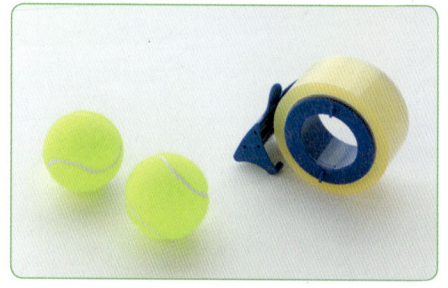

● 테니스공 두 개, 박스테이프

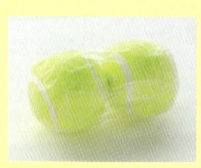

테니스공 두 개를 붙이고 상하좌우로 어긋나지 않도록 주의하면서 테이프로 고정한다.

테니스공이 없을 때는 수건을 사용해도 좋다.

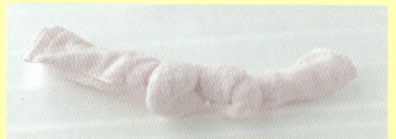

두꺼운 얼굴수건을 준비해 가운데에 두 개의 매듭을 만든다. 매듭을 꽉 묶어 최대한 단단히 만들자.

테니스공 위에 눕기만 하면 OK!

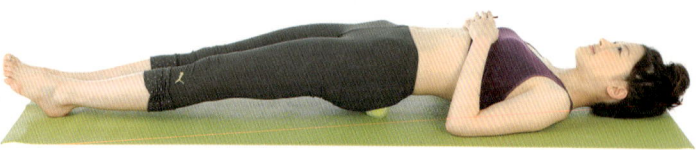

테니스공을 꼬리뼈에 대고 누우면 되는 간단한 체조이지만 뒤로 젖혀진 허리가 교정되어 허리 통증이 해소된다.

꼬리뼈 살짝 위에
정확하게 공을 대는 것이 포인트!

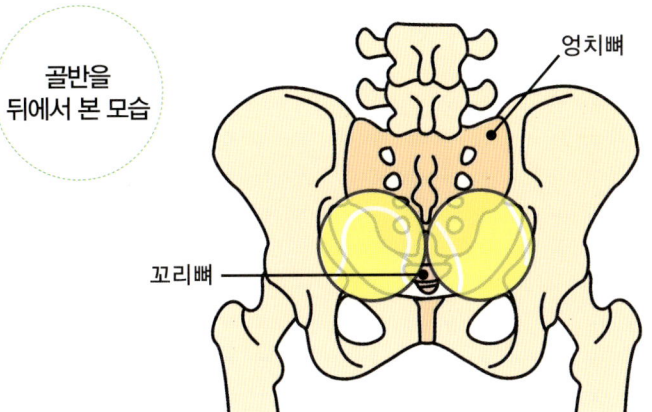

꼬리뼈를 찾아 살짝 위에 균등하게 공을 댄다.

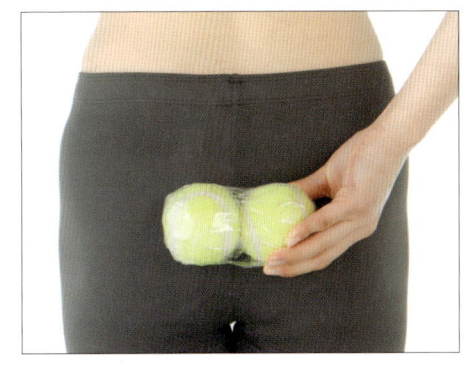

꼬리뼈를 찾는 방법은 48쪽을 참조한다.

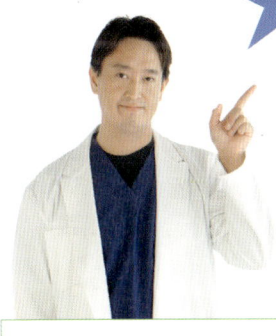

중심을 앞으로 이동하는 체조입니다.

뒤로 몸을 젖혔을 때 아픈 유형은 중심이 뒤로 치우쳐 있다. 꼬리뼈를 눌러 중심을 앞으로 이동시켜 허리 통증을 해소한다.

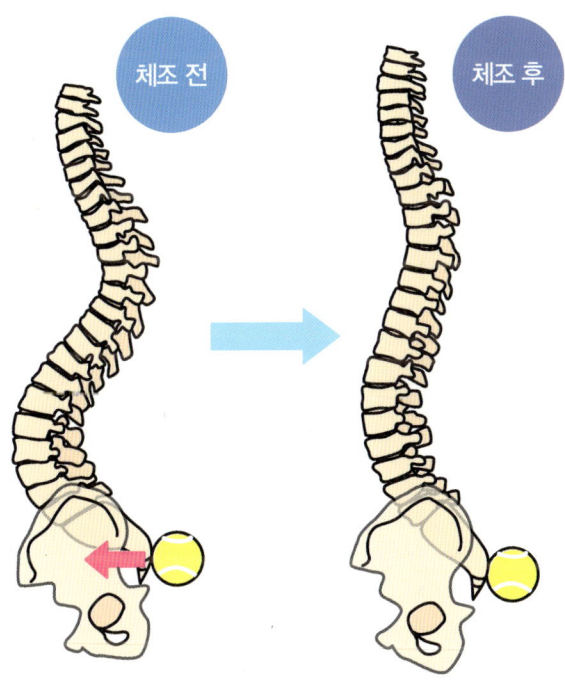

체조 전 / 체조 후

엉치뼈가 앞으로 누워 있는 상태. 꼬리뼈를 자극해 교정한다.

엉치뼈가 바르게 서서 척추의 S자 곡선이 완만해진다.

꼬리뼈를 누르면 척추가 올바른 S자 곡선으로 교정된다.

엉치뼈가 앞으로 기울면 공으로 꼬리뼈를 눌러 원래 위치로 교정한다. 굴곡이 심한 S자 곡선을 본래의 완만한 곡선으로 만드는 효과가 있다.

구체적인 체조법은 다음 쪽으로

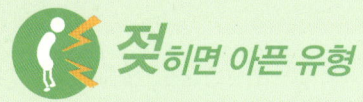 젖히면 아픈 유형

공 체조법

꼬리뼈에 공을 대고 바닥에 누우면 OK

[준비] 공을 꼬리뼈에 댄다.

1
손가락으로 꼬리뼈를 찾는다.

엉덩이의 갈라진 곳에서 위로 따라 올라가 뼈가 닿는 위치를 찾는다. 딱딱하게 느껴지는 곳이 꼬리뼈이다.

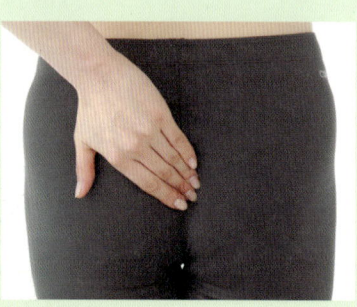

2
꼬리뼈 위에 테이프로 붙인 공을 댄다.

딱딱하고 평평한 바닥에 앉아 1번에서 확인한 꼬리뼈 위치보다 조금 위에 테이프로 붙인 공을 댄다.

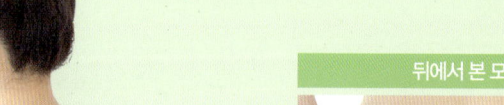 뒤에서 본 모습

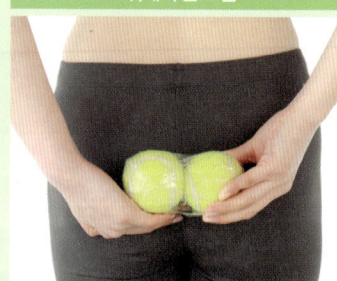

꼬리뼈의 위치를 손가락으로 누르면서 손바닥을 위로 가게 해 그 위에 공을 놓으면 꼬리뼈보다 살짝 위에 공을 댈 수 있다.

[공 체조 시작!]

3 공 위에 눕는다.

공을 댄 위치가 바뀌지 않도록 공을 잡은 손에 신경 쓰면서 위를 향해 눕는다. 힘을 빼고 1분 동안 이 자세를 유지한다. '아프지만 시원한 정도'의 자극이 가장 좋다. 아플 때는 무릎을 구부려도 된다.

> 뒤로 심하게 젖혀진 허리가 정상으로 되돌아간다.

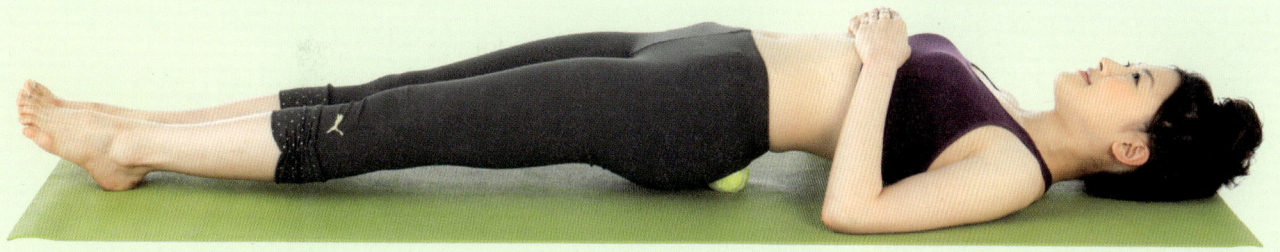

공 체조 포 인 트

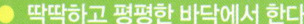

- 딱딱하고 평평한 바닥에서 한다.
- 베개를 베지 않는다.
- '아프지만 시원한 정도'의 자극이 적당하다.
- 아침에 일어났을 때 그리고 자기 전에 한 번씩 하는 것이 좋다.
- 1회 1분이 기본이다. 1회에 최대 3분까지만 하자.

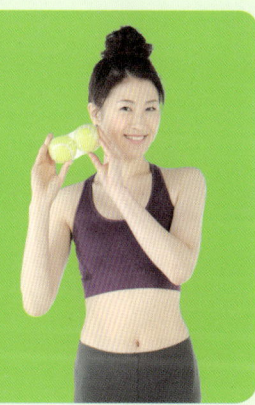

두 가지 유형의 공 체조를 함께 했을 때 효과가 있는 경우도 있다.

허리 통증을 앞으로 몸을 구부렸을 때 아픈 유형과 뒤로 몸을 젖혔을 때 아픈 유형으로 나누기는 하지만, 양쪽 모두 아픈 경우도 있다. 이는 어느 한쪽 유형으로 시작된 허리 통증이 악화되어 나머지 유형이 발병했을 때 일어난다. 이런 경우에는 통증이 심한 쪽에 적합한 체조를 주로 하고 보조적으로 다른 유형의 체조를 하는 것이 좋다. 유형에 따라 공을 대는 위치가 다르니 주의하자.

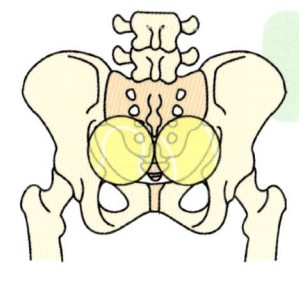

젖히면 아픈 유형의 공 체조

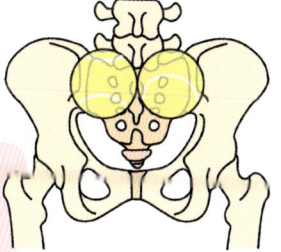

숙이면 아픈 유형의 공 체조

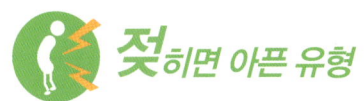 젖히면 아픈 유형

고양이 체조
허리를 둥글게 말아
뒤로 치우친 중심을 제자리로

매일 꾸준히 하면 허리 통증이 사라진다.

뒤쪽으로 쏠려 있는 중심을 원위치로 되돌리는 데는 몸을 고양이처럼 둥글게 마는 스트레칭이 좋다. 힘이 들어가 굳기 쉬운 척추를 풀 수 있으니, 평소에 허리가 젖혀져 있어 중심이 뒤로 치우치기 쉬운 사람뿐만 아니라 자세가 좋은 사람에게도 추천한다. 아침저녁뿐만 아니라 직장에서 일하는 도중에는 물론 가사 도중에 해도 좋다.

고양이 체조를 꾸준히 하면 좁아진 척추관이 넓어져 허리 통증이 개선된다. 숙이면 아픈 유형이 물개 체조를 하기 전에 하는 것도 좋다.

1 무릎을 꿇고 앉아 쿠션을 배에 댄다.
무릎을 꿇고 앉아 등을 펴고 쿠션을 배에 댄다.

둥글게 만 수건도 좋다.

2 상체를 앞으로 숙여 등을 편다.
상체를 앞으로 숙여 허리를 둥글게 만다.
손을 앞으로 뻗어 등 근육을 앞으로 당긴다.

손을 앞으로 뻗는다.

허리를 확실히 둥글게 만든다.

1회 1분
하루 5~6회가
기준

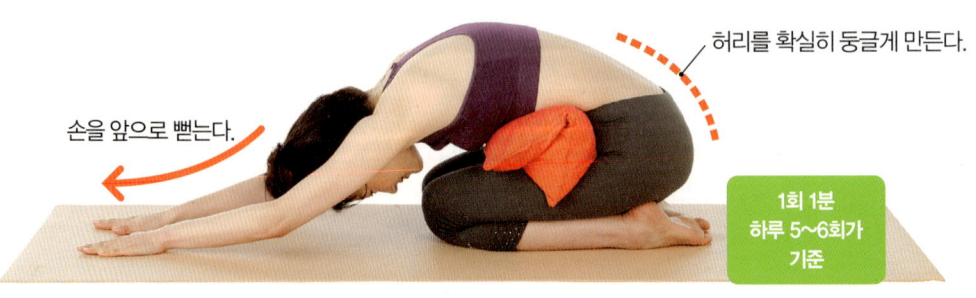

Variation 변형 자세

무릎을 꿇고 앉을 수 없는 사람을 위한
의자를 이용한 고양이 체조

무릎을 꿇고 앉을 곳이 없거나 무릎을 꿇고 앉기 힘든 사람은 의자에 앉아서 고양이 체조를 해 보자.
처음에는 발목을 잡지 못해도 꾸준히 하다 보면 잡을 수 있게 된다.

1
의자에 앉아 쿠션을 배에 댄다.

의자에 앉아 등을 펴고 쿠션을 반을 접어 배에 댄다.

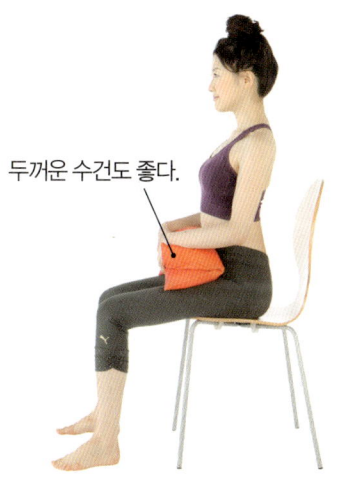

두꺼운 수건도 좋다.

2
상체를 앞으로 숙여 발목을 잡는다.

숨을 내쉬면서 천천히 상체를 숙여 양손으로 양 발목을 잡는다. 이 자세가 어려운 사람은 의자에 살짝 걸터앉아 발목을 잡지 말고 팔을 바닥을 향해 뻗는다.

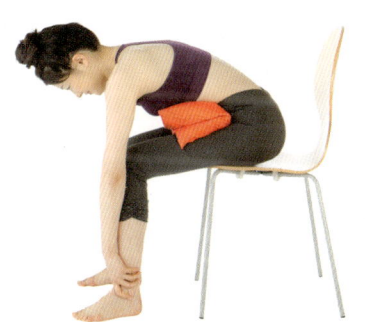

3
발을 앞으로 내밀고 허리를 편다.

양발을 아프지 않을 정도로 천천히 앞으로 내밀어 허리를 확실히 구부린다. 등을 쭉 펴는 것이 포인트!

> 1회 1분
> 하루 5~6회가
> 기준

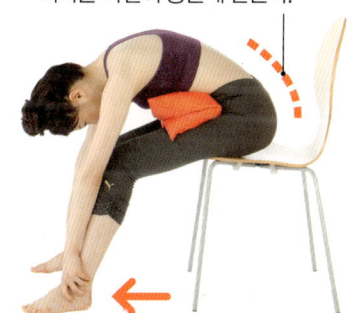

허리를 확실히 둥글게 만든다.

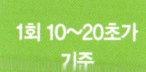

발을 앞으로

공원에서 손쉽게 하는 스트레칭 정글짐 체조

정글짐의 1단이나 2단에 올라가 양손으로 봉을 잡고 바로 아래의 봉에 양발을 놓는다. 그리고 엉덩이에 체중을 실은 후 천천히 허리를 내려 허리를 확실히 둥글게 만다. 떨어지지 않도록 주의하자.

> 1회 10~20초가
> 기준

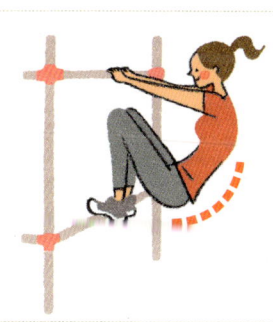

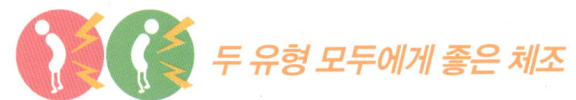 **두 유형 모두에게 좋은 체조**

허리 비틀기 체조

좌우 한쪽의 통증이 강할 때는 아픈 쪽 허리를 비튼다

틀어진 몸을 교정하는 스트레칭이 효과적이다.

몸의 중심이 앞뒤뿐만 아니라 좌우 어느 한쪽으로 치우치면 한쪽의 근육이나 관절에만 부담이 가 증세가 한쪽만 강하게 나타날 수 있다. 섰을 때 어깨, 허리, 무릎의 높이가 평행이 되도록 자세에 주의하고 아래와 같이 몸을 비트는 스트레칭으로 뒤틀림을 교정하자. 단, 골다공증(59쪽 참조)이 의심될 때는 이 체조를 삼가도록 하자.

1 **통증이 강한 쪽 무릎을 굽히고 몸을 옆으로 돌린다.**

위를 향해 누운 다음 통증이 심한 쪽 다리를 90°로 굽힌다. 몸을 옆으로 돌려 굽힌 다리의 무릎을 바닥에 붙인다.

2 **상반신을 반대쪽으로 튼다.**

바닥에 붙인 무릎이 뜨지 않도록 손으로 누르면서 위쪽의 팔을 반대쪽으로 뻗는다.

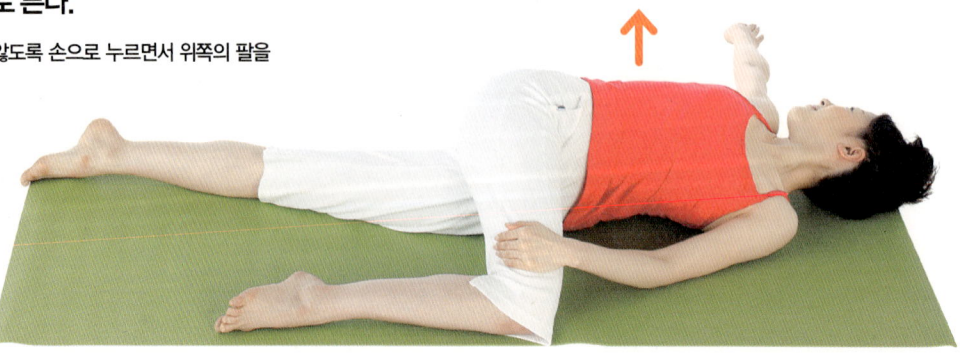

1회 30초
하루 1~2회가
기준

52

발뒤꿈치 내리기 체조
발이 저릴 때는 등과 발을 일직선으로 만든다

관절의 움직임과 혈액순환을 촉진하는 체조를 추가한다.

허리디스크(35쪽 참조)나 척추관협착증(45쪽 참조)에는 허리 통증과 함께 다리 저림 증상이 나타난다. 이는 돌출된 추간판이나 변형된 척추관이 신경을 자극해 일어난다. 신경과 가까운 혈관이 압박을 받으면 혈액순환이 나빠지므로 관절의 움직임을 원활하게 하고 혈액순환을 촉진하는 체조가 효과적이다. 공 체조와 아래의 체조를 함께 해 보자.

1 저린 쪽 발을 쿠션에 올린다.
받침대 위에 쿠션을 놓고 위를 향해 누워 저린 쪽 발을 올린다.

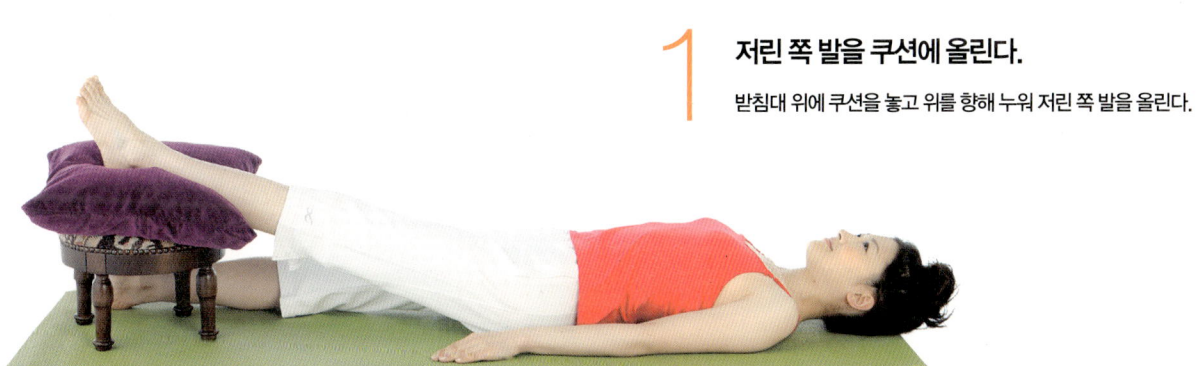

2 발뒤꿈치에 힘을 주어 아래로 누른다.
몸의 힘을 빼고 숨을 내쉬면서 발뒤꿈치를 아래로 누르면 자연스럽게 허리가 뜬다. 30초 정도 이 자세를 유지한 후 힘을 뺀다.

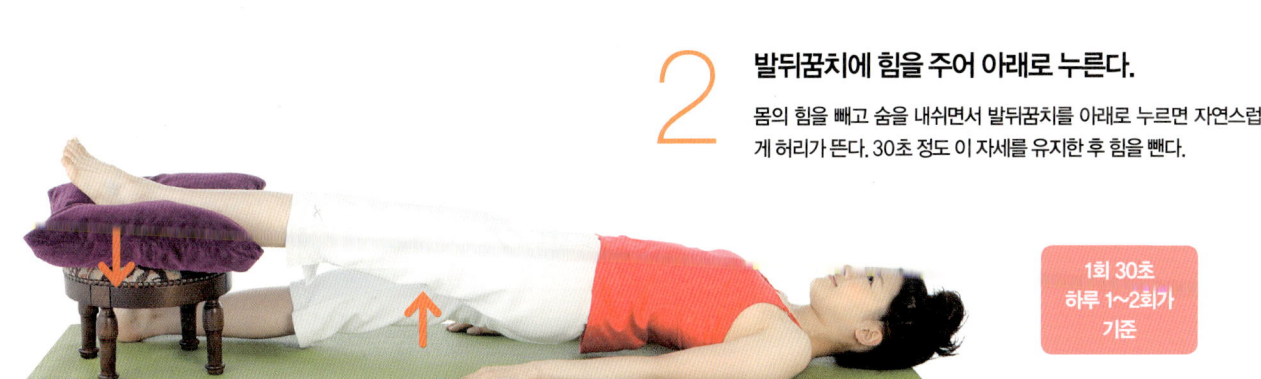

1회 30초 하루 1~2회가 기준

목과 무릎 통증 잡는 체조

목 통증 잡는 공 체조
머리와 목 사이를 풀어 어깨 결림과 목의 통증을 해소한다

머리와 목의 경계에 있는 관절에 공을 대 굳은 근육을 푼다.

어깨 결림이나 목에 통증이 생기는 최대 원인은 일자목이다(아래 설명 참조). 일자목은 머리의 무게가 전부 목뼈에 실리기 때문에 목 뒤의 근육에 힘이 들어가기 쉽다. 그것이 어깨로 이어져 혈액순환이 나빠지고 어깨 결림과 목의 통증을 일으킨다. 두개골과 목뼈의 경계에 있는 관절을 공 체조로 풀어 주거나 전신욕으로 따뜻하게 만들어 혈액순환을 촉진하는 것이 좋다.

준비물

박스테이프로 붙인 테니스공 두 개
(만드는 방법은 36쪽 참조)

1 목과 머리의 경계에 공을 댄다.
손가락으로 귀 뒤에 튀어나온 뼈를 찾아 그 아래의 부드러운 곳에 공을 댄다. 그곳이 목과 머리의 경계에 있는 관절이다.

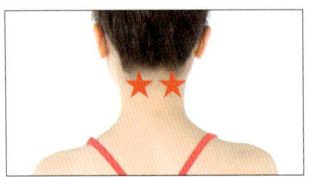

1회 1분
하루 1~2회가
기준

2 위를 향해 눕는다.
평평하고 딱딱한 바닥에 위를 향해 누워 힘을 빼고 1분 동안 그 자세를 유지한다. 등 아래에 2cm 두께의 책을 넣어 옆의 화살표처럼 공의 힘이 비스듬히 위로 작용하도록 고정한다.

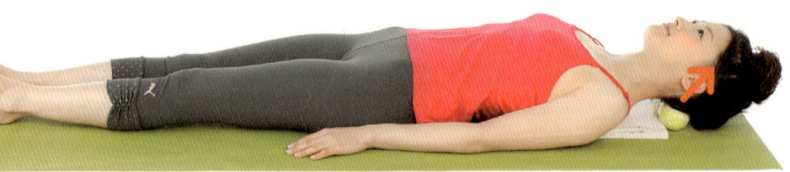

일자목과 허리 통증의 관계

일자목이란 본래 완만한 곡선이어야 하는 목뼈가 똑바로 일자인 것을 말한다. 척추는 S자 곡선이어서 체중이나 충격이 분산되는데, 그 기점인 목뼈가 일자이면 균형이 무너져 허리에도 악영향을 미친다. 장시간 앞으로 몸을 숙이거나 고개를 숙이는 자세를 지속하지 않도록 주의하자.

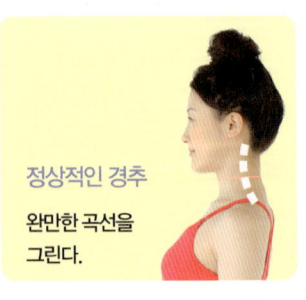

정상적인 경추
완만한 곡선을 그린다.

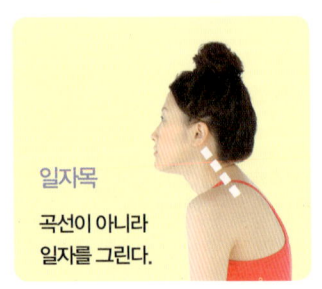

일자목
곡선이 아니라 일자를 그린다.

무릎 통증 잡는 공 체조
무릎 관절을 풀어
무릎 통증을 해소한다

무릎 뒤에 공을 끼워 연골(물렁뼈)이 부딪히는 것을 방지한다.

무릎은 많이 사용해도, 많이 사용하지 않아도 나빠진다. 현대인에게 많은 패턴이 후자이다. 운동 부족으로 무릎 안쪽의 근육이 약해지면 점점 오다리(내반슬)가 되어 기울어진 관절의 연골이 서로 부딪혀 통증이 생긴다. 이런 경우, 공 체조로 무릎의 관절을 펴면 효과적이다. 관절이 따뜻해져 움직이기 쉬운 목욕 후에 할 것을 추천한다.

준비물

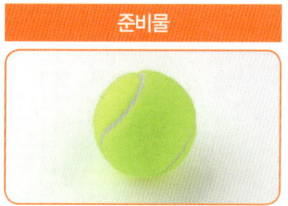

테니스공 한 개

1 무릎 뒤에 공을 댄다.
테니스공을 무릎 뒤의 가운데에 댄다.

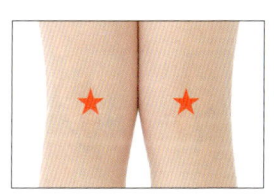

**1회 1분
하루 1~2회가
기준**

2 위를 향해 누워 무릎을 구부리고 공을 끼운다.
평평한 곳에서 위를 향해 누워 무릎 뒤에 공을 끼운다. 양팔로 다리를 잡고 '아프지만 시원한 정도'가 느껴질 때까지 공을 누르고 그대로 1분 동안 자세를 유지한다.

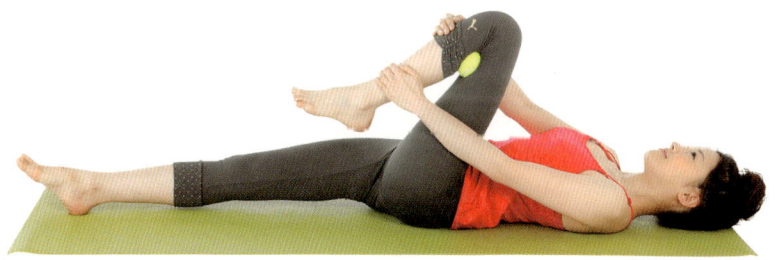

허리 통증과 무릎 통증을 함께 치료한다.

허리 통증이 있는 사람의 대부분이 무릎 통증도 호소한다. 특히 몸을 앞으로 많이 구부리는 사람은 중심이 앞으로 치우쳐 있어 균형을 잡기 위해 무릎을 굽히기 일쑤다. 그래서 무릎 관절에 문제가 생기기 쉽고 무릎 통증도 생긴다. 허리와 무릎은 연동해서 움직이므로 자세를 바로 잡으면 두 곳 모두 치료할 수 있다.

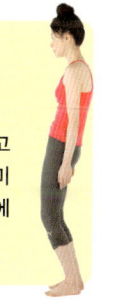

올바른 자세
올바른 자세는 무릎에 불필요한 부담을 주지 않는다.

무릎에 부담이 가는 자세
앞으로 몸을 숙이고 골반을 앞으로 내미는 자세는 무릎에 부담이 간다.

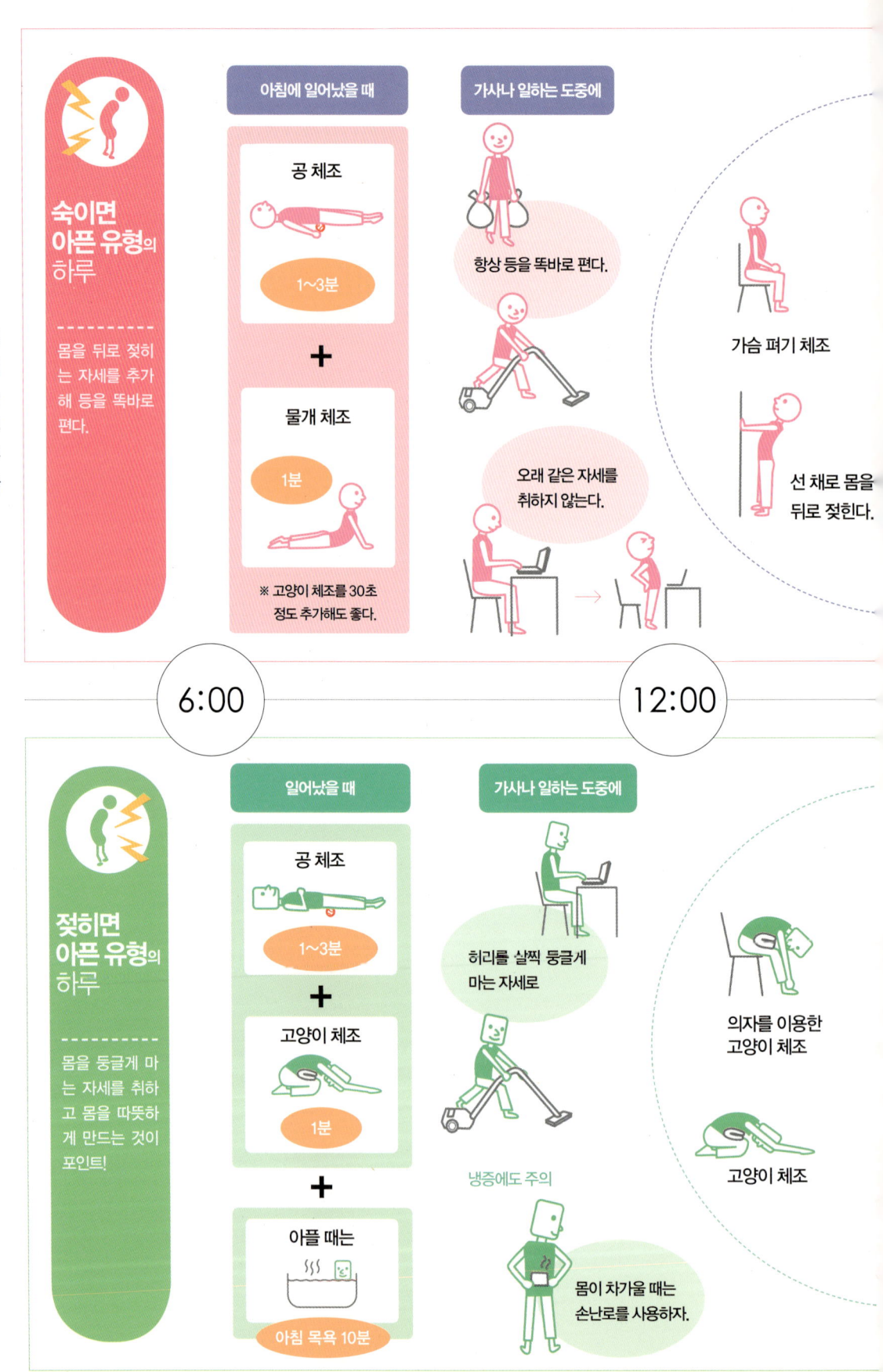

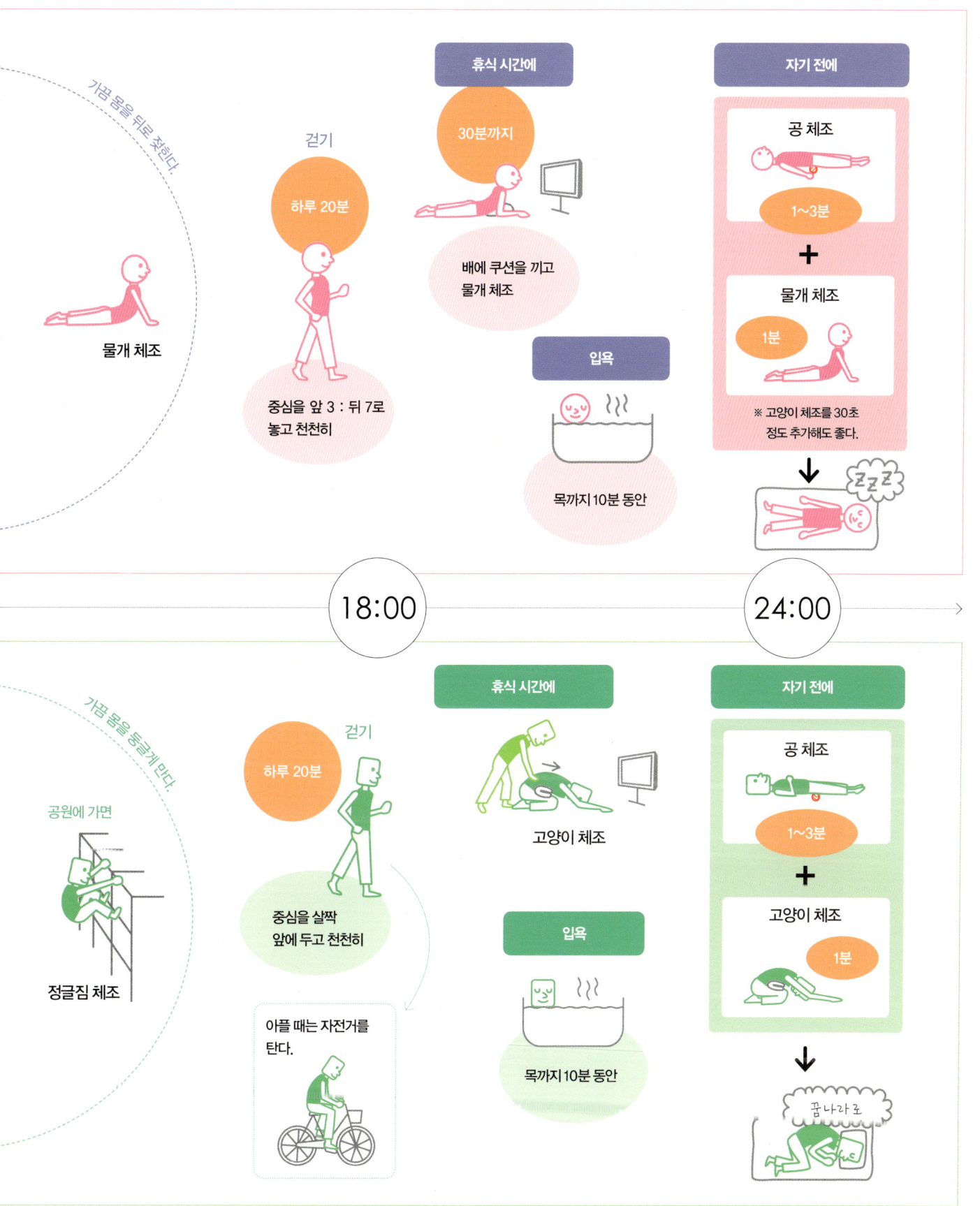

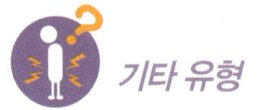 기타 유형

중심의 치우침이 원인이 아닌
기타 허리 통증

대부분의 허리 통증은 중심이 한쪽으로 치우치거나 엉치엉덩관절이 잠겨서 생기지만, 이와는 다른 이유로 통증이 생기는 경우도 있다.

특유의 통증에 주목해 원인이 되는 질환을 찾아 그에 맞는 대책을 세운다.

통증의 종류나 증상이 앞으로 숙였을 때 혹은 뒤로 몸을 젖혔을 때 아픈 유형에 해당되지 않는다면 중심이 치우쳐서 생기는 통증이 아닐 수 있다. 생명에 직접적인 영향을 미치는 내과질환일 수도 있으니 아픔의 종류와 특징을 주의 깊게 살펴보고 빨리 원인을 찾아서 대책을 세워야 한다.

관절포 내 교정은 몸의 중심이 한쪽으로 쏠려서 생기는 허리 통증에 효과적인 치료법이시만 골다공증 때문에 나타나는 요추압박골절의 통증을 완화하거나 변형성 고관절증의 악화를 예방하고 완화하는 데도 효과가 있다.

그리고 정신적인 스트레스가 원인이라 판단해 엉치엉덩관절의 문제를 놓치는 경우도 있다. 심신증(Psychosomatic disease: 심리적 스트레스가 원인인 신체 질환)이라 여겨질 때도 마음뿐만 아니라 몸 상태도 살펴봐야 한다.

내과질환이 원인인 허리 통증

허리뼈나 골반에 원인이 있을 때는 통증이 사라지는 편한 자세가 있다. 그런데 어떤 자세를 취해도 통증이 완화되지 않을 때는 내과질환을 의심해야 한다. 생명을 좌우하는 병일 수도 있으니 단순한 허리 통증이라고 치부해서는 안 된다. '평소와 좀 다르게 아프다.', '좀 이상하다.'라는 생각이 들면 빨리 진찰을 받자.

증상
- 안정을 취해도 통증이 가라앉지 않는다.
- 자세를 아무리 바꿔도 통증이 완화되지 않는다.
- 발열, 오한, 권태감, 구역질, 복통, 혈뇨, 혈변 등 다른 증상이 나타나는 때도 있다.

증상이 나타나기 쉬운 사람
원인 질환에 따라 다양하다.

치료와 대책
한시라도 빨리 의료기관에 찾아가 진찰을 받는다.

> 내과질환이 원인인 허리 통증은 전체의 약 1%를 차지한다.

[허리 통증을 동반하는 주요 내과질환] 위궤양, 십이지장궤양, 담석, 급성 췌장염, 신장결석, 요로결석, 급성 신경색, 간경변증, 복부대동맥류파열, 대상포진, 자궁내막증, 자궁근종, 위암, 췌장암, 직장암, 자궁암 등

[허리 통증을 동반하는 주요 척추질환] 결핵성척추염, 화농성척추염, 척추종양 등

정신적 스트레스가 원인인 허리 통증 자율신경 실조증 등의 심신증

마음의 병이 몸에 나타나는 것을 심신증이라고 하는데, 그중에서 대부분을 차지하는 것이 자율신경 실조증이다. 현대인은 매사에 노력하고 일을 많이 하기 때문에 교감신경이 과도하게 작용한다. 이것이 원인이 되어 혈액순환장애가 일어나고 근육이 긴장해 허리 통증으로 나타난다. 먼저 정신적 스트레스를 풀자.

- **증상**
  - 통증을 느끼는 부위가 여러 곳이거나 옮겨다닌다.
  - 특정 상황에서 증세가 나타난다.
  - 두통, 어깨 결림, 목의 통증, 불면증, 위통, 구역질을 동반할 때도 있다.

- **증상이 나타나기 쉬운 사람**
  - 스트레스가 많고 긴장하는 사람
  - 자주 우울함을 느끼는 사람
  - 교감신경이 과민해 통증에 민감하게 반응하는 사람
  - 환경 변화에 잘 적응하지 못하는 사람

- **치료와 대책**
  - 관절포 내 교정*으로 낫지 않으면 자율신경계 치료로 바꾼다.
  - 성상신경절(Stellate Ganglion: 교감신경의 줄기를 이루는 신경절의 일종) 레이저 사용
  - 스트레스 관리요법, 심리 치료

골다공증이 원인인 요추압박골절

골다골증으로 허리뼈에 압박골절이 생긴 경우이다. 넘어졌거나 엉덩방아를 찧었을 때뿐만 아니라, 재채기를 하거나 전철이나 버스 안에서 몸이 흔들렸을 때 등 작은 자극에도 일어날 수 있다. 폐경 후의 여성, 특히 70세 이상인 여성의 급성 허리 통증은 압박골절 때문에 생기는 경우가 많다. 증상이 있어도 안정은 금물이다. 되도록 걷는 것이 좋다.

- **증상**
  - 허리와 등이 심하게 아프다.
  - 옆으로 누웠을 때 척추를 가볍게 두드리면 욱신거린다.
  - 며칠 지나면 통증이 가라앉는다.

- **증상이 나타나기 쉬운 사람**
  - 폐경 이후의 여성
  - 특히 70세 이상의 고령자

- **치료와 대책**
  - 뼈가 굳을 때까지 깁스나 보조기로 고정
  - 깁스를 떼면 관절포 내 교정*
  - 물마사지 침대

변형성 고관절증

고관절의 연골이 마모되어 통증이 생기는 질환이다. 악화되면 고괄절이 움직일 수 있는 영역이 좁아져 조금만 움직여도 통증이 생긴다. 고관절에 부담이 가지 않도록 지팡이를 사용하고 비만인 사람은 감량을 하자. 운동요법, 온열요법, 약물요법 등 보존요법을 중심으로 치료하지만 증상에 따라 수술이 필요할 때도 있다.

- **증상**
  - 고관절에 통증과 이상이 있다.
  - 악화되면 다리를 끌면서 걷는다.

- **증상이 나타나기 쉬운 사람**
  - 중년 이후의 여성
  - 유아기에 고관절 탈구를 경험한 적이 있는 사람

- **치료와 대책**
  - 의료용 레이저 사용
  -
  - 관절포 내 교정*

* 관절포 내 교정은 새로운 개념의 허리 통증 치료법이며, 이를 가정에서 할 수 있도록 고안한 것이 공 체조이다.

허리를 삐끗하지 않으려면

평소처럼 행동했는데 갑자기 허리를 삐끗하며 격렬한 통증이 시작된다. 허리를 삐끗하는 여러 가지 원인과 이유를 숙지하고 위험한 자세나 동작에 주의하면 이러한 경우를 예방할 수 있다.

허리를 삐끗하는 것은 질환이 아니다.

지금까지 다양한 허리 통증의 원인에 대해서 이야기했는데, 허리를 삐끗하는 것은 앞에서 분류한 통증에 넣을 수 없는 '논외' 허리 통증이다. 정식으로는 '급성 허리 통증'이라고 부르며 갑자기 일어나는 격렬한 통증을 뜻한다. 26쪽의 진단 A~H 중 하나가 원인이라고 해도 갑자기 생긴 허리 통증은 모두 급성 허리 통증이다. 그중에서도 일상생활에서 무심코 하는 동작 때문에 '허리를 삐끗하는 경우'가 우리가 가장 많이 접하는 급성 허리 통증이다. 이는 숙이면 아픈 유형에게서 자주 일어난다. 근근막성요통이든 허리디스크든 허리 통증의 모든 증상은 급성 허리 통증을 계기로 생길 수 있으므로 허리를 삐끗하지 않도록 조심해야 한다.

근육에 피로가 쌓이고 쌓여서 일어난다.

몸을 앞으로 구부리면 목부터 허리까지 척추를 따라 붙어 있는 척추기립근이 수축하면서 자세를 지탱하게 된다. 앞으로 구부린 자세를 자주 취하거나 장시간 같은 자세로 있거나 엉치엉덩관절이 잠겨 있는 상태가 지속되면 척추기립근이 피로해져 필요 이상으로 수축한다. 그러면 이 근육과 연동하는 다른 근육에도 피로가 쌓여 필요 이상으로 수축한다. 이처럼 근육에 피로가 쌓이고 쌓여서 심하게 긴장했을 때 어떤 동작을 계기로 척추기립근이 극도의 이상 수축을 일으켜 허리뼈가 갑자기 뒤로 당겨질 때가 있다. 이것이 허리가 삐끗하는 원인이다. 허리를 삐끗했을 때는 근육이 안정되고 허리뼈의 곡선이 원래대로 돌아오면 낫는다. 그러나 허리에 부담을 주는 자세를 자주 취하거나 엉치엉덩관절이 잠겨 있는데도 그대로 방치하면 몇 번이고 재발한다.

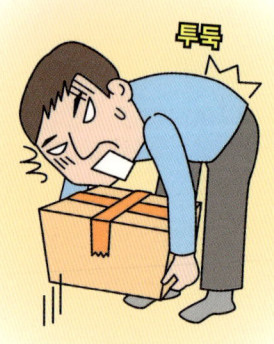

이럴 때 삐끗!

- 급하게 뒤를 돌아볼 때
- 재채기나 기침을 할 때
- 계단을 내려오거나 올라갈 때
- 무거운 물건을 들어 올릴 때
- 아침에 얼굴을 씻을 때
- 늦잠을 자 놀라서 갑자기 일어날 때
- 오랫동안 앉아 있다 일어날 때
- 엉거주춤한 자세로 작업할 때

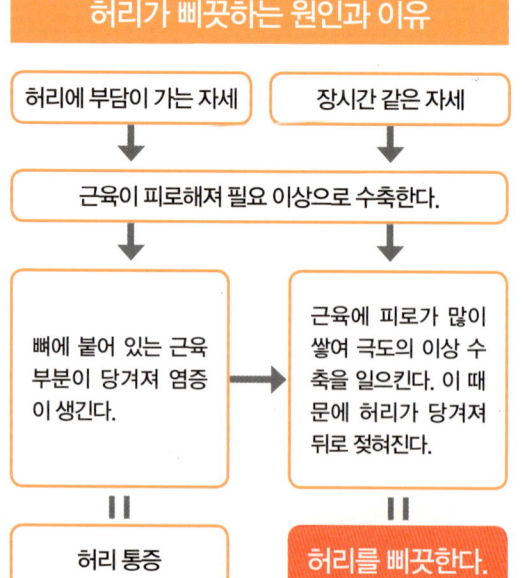

허리가 삐끗하는 원인과 이유

허리에 부담이 가는 자세 / 장시간 같은 자세
↓
근육이 피로해져 필요 이상으로 수축한다.
↓
뼈에 붙어 있는 근육 부분이 당겨져 염증이 생긴다. → 근육에 피로가 많이 쌓여 극도의 이상 수축을 일으킨다. 이 때문에 허리가 당겨져 뒤로 젖혀진다.
=
허리 통증 / 허리를 삐끗한다.

허리를 삐끗하면 이렇게

2, 3일까지는

이럴 때는 병원에 가자.
- 어떤 자세를 취해도 통증이 사라지지 않을 때
- 다리가 저릴 때
- 다리가 움직이지 않을 때
- 통증이 심해질 때
- 열이 날 때

안정을 취한다.
- 아파서 참을 수 없을 때는 냉찜질(비닐봉지에 얼음을 넣은 후 수건으로 싸서 사용해도 좋다.)로 적당히 식힌 다음 어느 정도 통증이 가라앉으면 따뜻하게 한다.
- 통증이 지속되면 시판 진통제를 복용한다.
- 보조기나 무명천으로 환부를 고정한다.

편한 자세를 찾는다.
- 가장 편한 자세를 찾아 안정을 취한다.
- 허리나 무릎을 굽히고 있으면 근육의 긴장이 풀려 빨리 회복한다. 단, 만성 허리 통증에는 효과가 없다.

편한 자세

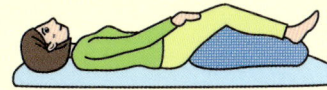
위를 보고 누웠을 때
무릎 밑에 쿠션을 놓는다.

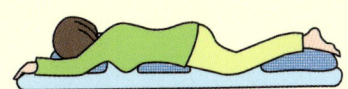
엎드렸을 때
배와 무릎 아래에 쿠션을 놓는다.

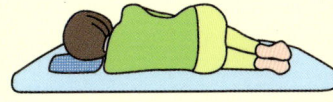
옆으로 누웠을 때
등을 둥글게 말고 옆으로 눕는다.

일어나는 방법
무리 없이 허리를 틀지 않으면서 천천히 몸을 움직이는 것이 포인트이다.

 무릎을 굽혀 옆으로 누운 다음 팔꿈치를 댄다.
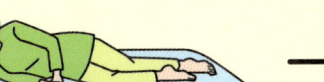

 양손으로 몸을 지지하면서 천천히 상체를 들어 올린다.
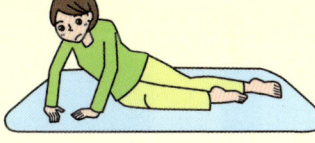

※ 일어설 때는 2번의 자세에서 허리를 들어 올려 네발걸음의 자세를 취하고 받침대나 무릎을 의지해 일어선다.

3, 4일이 지나면

평소의 생활로 돌아간다.
- 다소 통증이 있어도 조금씩 평상시처럼 가사나 일을 한다.
- 통증이 있거나 불안정한 느낌이 들 때는 진찰을 받는다.
- 보조기를 착용한 채로 있지 않는다.

재발을 방지하려면
- 공 체조를 습관화한다.
- 허리를 차갑게 하지 않는다.
- 허리에 부담을 주는 자세나 동작을 피한다.
- 되도록 밖으로 나와 걷는다.

허리 통증 예방과 치료에 도움을 주는
보조 제품

허리 통증 예방과 치료에 도움을 주는 제품을 소개한다.
아픈 정도와 증상에 맞춰 활용하자.

허리 고정대 (보조기)
허리를 지지해 통증을 완화하고 허리 근육을 보호

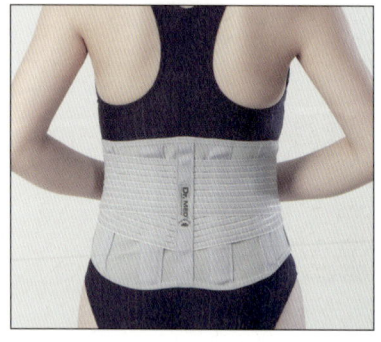 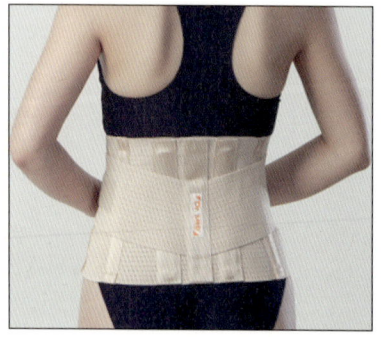 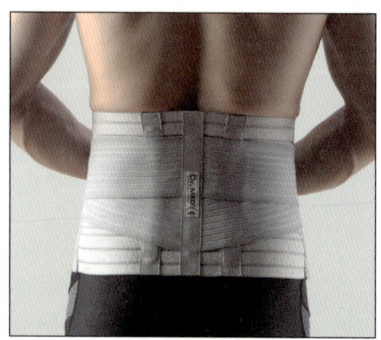

일반적 허리 통증, 허리 근육 긴장 및 관절 염좌에 사용하면 좋다. 또한 약해진 허리 근육을 보호해 허리 부상을 예방하고 허리로 가는 부담을 줄여 준다. 위 사진의 허리 벨트들은 네 개의 척추 만곡 형태의 플라스틱 지지대가 있어 허리를 보호하고 허리 통증을 완화한다. 통증이 있을 때는 착용하고 허리 상태가 좋을 때는 벗는 등 증상에 맞추어 활용하자.

(주)아미글로벌
051) 293-6472

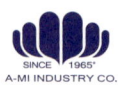
www.a-mi.co.kr

Dr. MED
The most reliable Brand
www.dr-med.co.kr

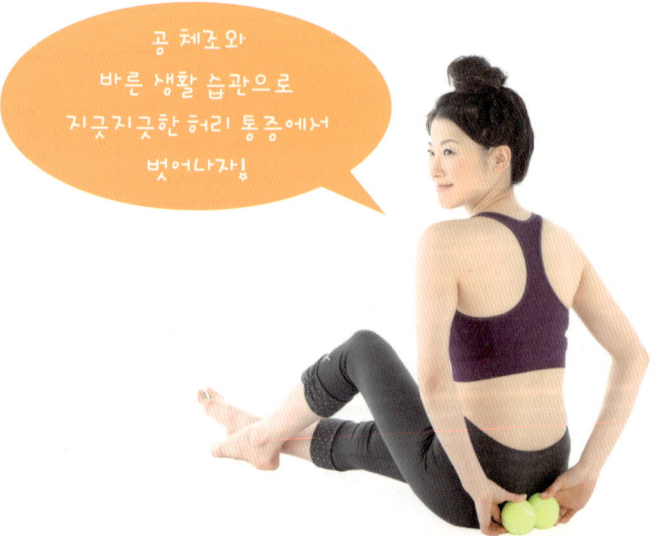

공 체조와 바른 생활 습관으로 지긋지긋한 허리 통증에서 벗어나자!

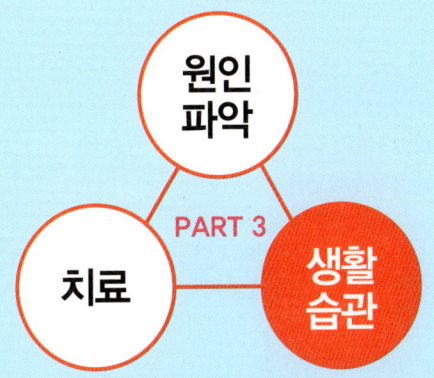

허리 통증 잡는
위대한 생활습관

고통스러운 허리 통증을 완전히 치료하고 재발을 방지하기 위해서는 스스로 자세와 동작, 생활습관을 바꿔야 한다. 허리에 부담을 주지 않는 생활습관이 몸에 배어야만 허리 통증 완치라는 목표에 도달할 수 있다.

척추를 살리는 바른 자세의 힘

허리 통증 치료는
자세와 동작을 개선하는 것부터

허리 통증을 유발하는 자세와 동작을 바꾸지 않으면 반드시 통증이 재발한다.
허리에 부담을 주지 않는 바른 자세와 동작을 습관화해 허리 통증을 완치하자.

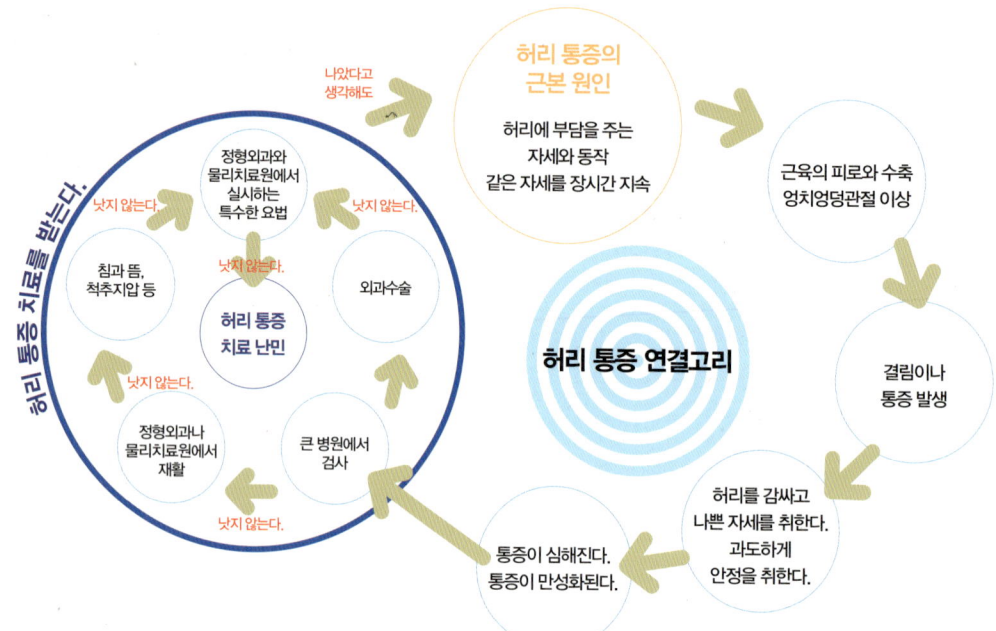

통증이 사라졌다고 완치된 것은 아니다.

이 책에서는 잠긴 엉치엉덩관절을 가정에서 푸는 셀프 관절포 내 교정, 즉 공 체조를 소개한다. 잠겨 있던 엉치엉덩관절이 풀려 움직임이 원활해지면 대부분의 허리 통증이 좋아진다. 하지만 엉치엉덩관절에 부담을 주는 무리한 자세나 동작 습관을 바꾸지 않으면 다시 엉치엉덩관절이 잠겨 허리 통증이 재발할 수 있다.
어떤 치료법이든 마찬가지이다. 수술을 해도 나쁜 자세와 동작을 바꾸지 않으면 재발할 수 있다. 허리 통증의 근본원인을 없애야만 진정으로 완치될 수 있다.

바른 자세와 동작을 익혀야 통증이 영원히 사라진다.

대부분의 허리 통증 원인은 평소에 무심코 되풀이하는 자세와 동작, 일상생활의 습관에 있다. 자신의 어떤 자세와 동작이 허리에 부담을 주는지를 파악하고 반복하지 않겠다는 마음으로 개선해 나가야 한다. 그래서 이제부터 일상생활의 어떤 때 엉치엉덩관절과 허리뼈에 부담을 주는지를 설명하려 한다. 자신의 습관을 바로 알고 바른 자세를 취하자.
특별히 의식하지 않아도 바른 자세와 동작이 나와야 허리 통증 치료가 완성되었다고 할 수 있다.

기본자세 1

바르게 서기

천장에서 머리를 당기고 있다는 느낌으로 선다.

직립자세는 위를 향해 누웠을 때보다 4배, 상체를 가볍게 앞으로 구부렸을 때보다 6배의 부담을 허리에 준다. 중심이 전후좌우 한쪽으로 치우치지 않도록 항상 똑바로 서자.

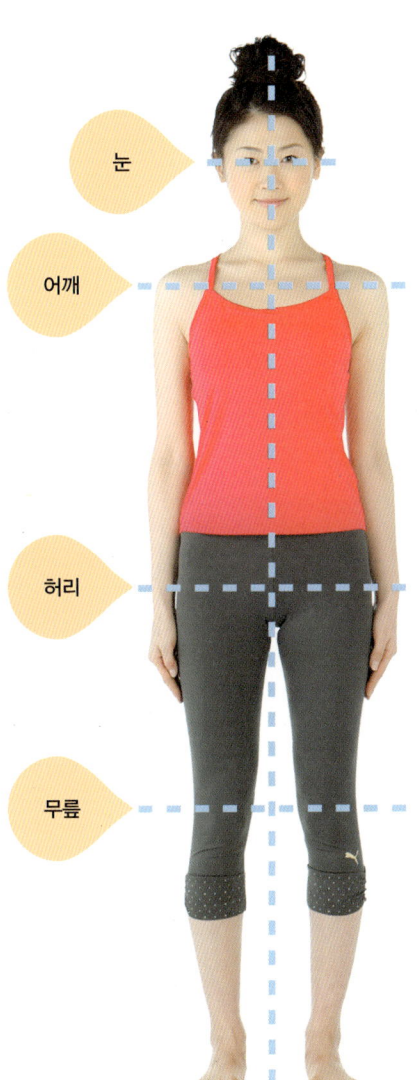

눈
어깨
허리
무릎

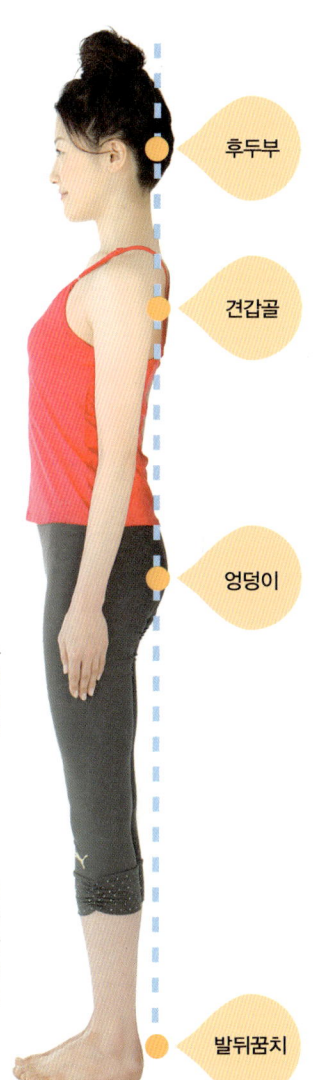

후두부
견갑골
엉덩이
발뒤꿈치

중심선이 직선이 되도록 선다.

등을 펴고 서서 중심이 좌우 어느 한쪽으로 치우치지 않았는지 거울 앞에서 확인한다. 눈, 어깨, 허리, 무릎의 좌우가 같은 높이라면 몸의 중심선이 직선인 자세이다.

벽에 등을 대고 자연스럽게 선다.

등이 살짝 휘어 허리가 곡선을 이뤘다면 바르게 선 것이다. 등을 벽에 대고 섰을 때 후두부, 견갑골, 엉덩이, 발뒤꿈치가 벽에 닿으면 머리에서 발까지 중심이 일직선이다.

PART 3 허리 통증 잡는 위대한 생활습관

✗ 이렇게 서지는 않나요?

허리에 부담을 주는 자세

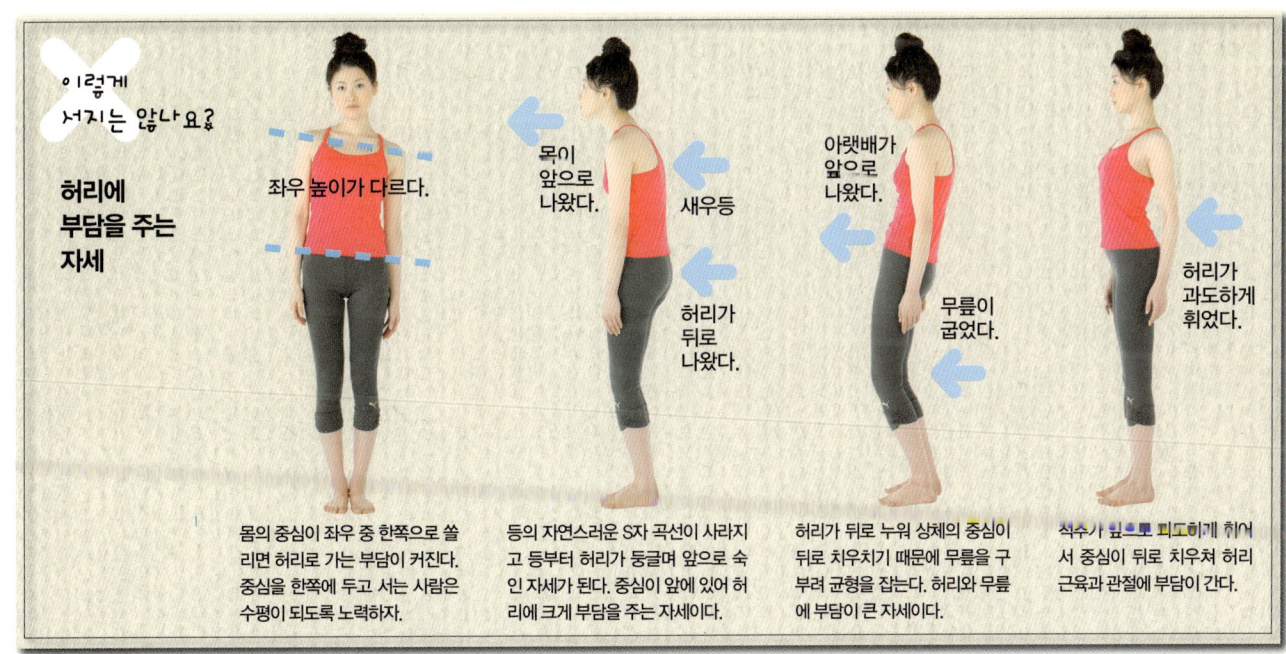

좌우 높이가 다르다.

몸의 중심이 좌우 중 한쪽으로 쏠리면 허리로 가는 부담이 커진다. 중심을 한쪽에 두고 서는 사람은 수평이 되도록 노력하자.

목이 앞으로 나왔다.
새우등
허리가 뒤로 나왔다.

등의 자연스러운 S자 곡선이 사라지고 등부터 허리가 둥글며 앞으로 숙인 자세가 된다. 중심이 앞에 있어 허리에 크게 부담을 주는 자세이다.

아랫배가 앞으로 나왔다.
무릎이 굽었다.

허리가 뒤로 누워 상체의 중심이 뒤로 치우치기 때문에 무릎을 구부려 균형을 잡는다. 허리와 무릎에 부담이 큰 자세이다.

허리가 과도하게 휘었다.

척수가 뒤으로 피도히게 휘어서 중심이 뒤로 치우쳐 허리 근육과 관절에 부담이 간다.

기본자세 2

바르게 앉기

척추의 자연스러운 S자 곡선을 유지한다.

의자에 앉으면 편한 것 같지만 직립 자세보다 1.4배, 앞으로 숙이면 1.9배의 부담이 허리에 간다. 자신에게 맞는 의자를 고르고, 틈틈이 자세를 확인하자.

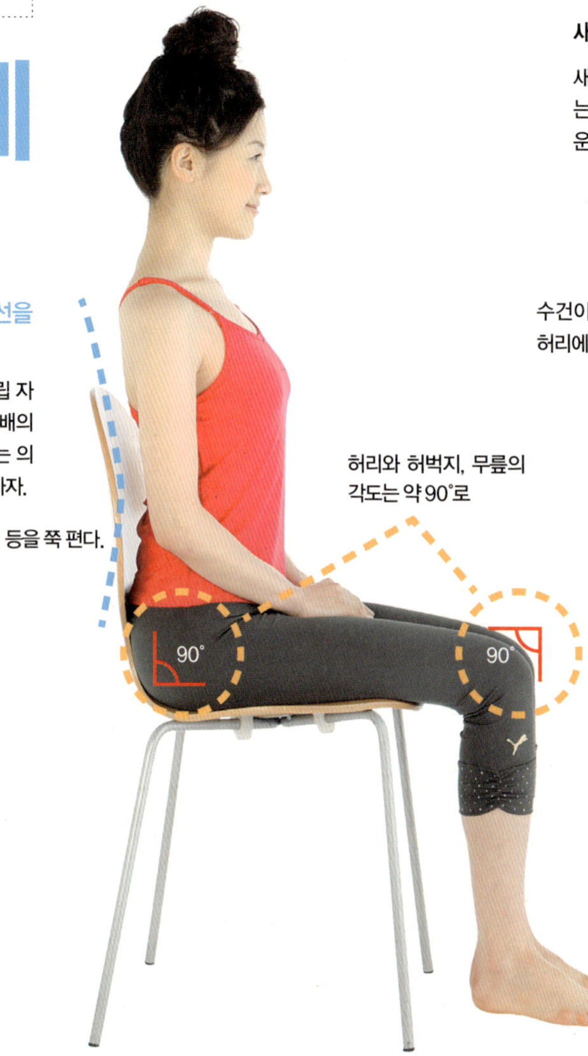

등을 쭉 편다.

허리와 허벅지, 무릎의 각도는 약 90°로

새우등이 되기 쉬운 사람은 수건을 끼운다.

새우등이 되려고 할 때 또는 등이 안정되지 않을 때는 의자 등받이와 허리 사이에 수건이나 쿠션을 끼운다.

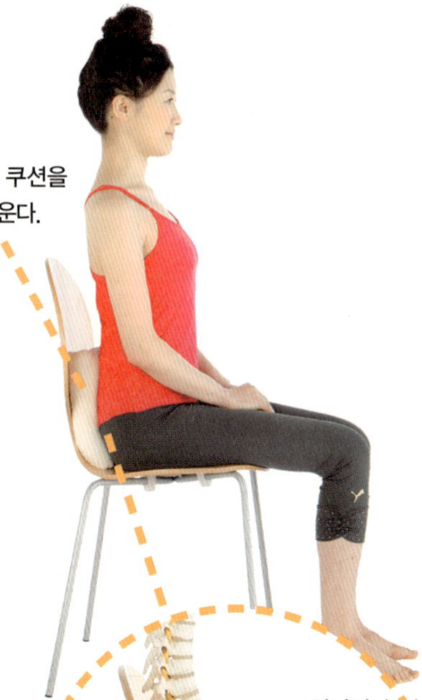

수건이나 쿠션을 허리에 끼운다.

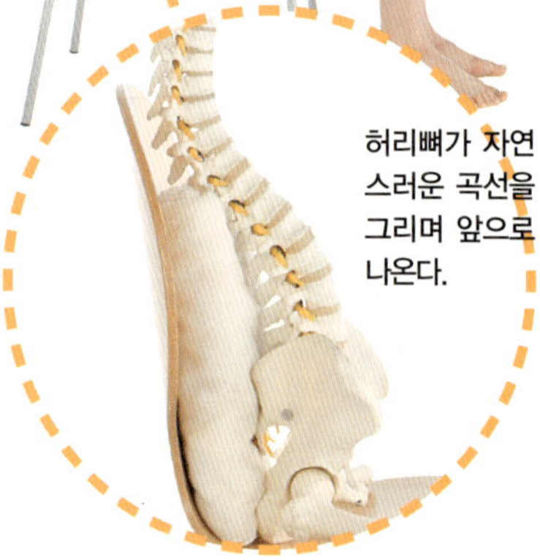

허리뼈가 자연스러운 곡선을 그리며 앞으로 나온다.

등을 펴고 깊숙이 앉는다.

등을 펴고 깊숙이 앉아 배에 힘을 준다. 오랜 시간 앉으면 근육에 불필요한 힘이 들어가기 때문에 가끔 상체를 굽히거나 쭉 펴는 스트레칭을 한다.

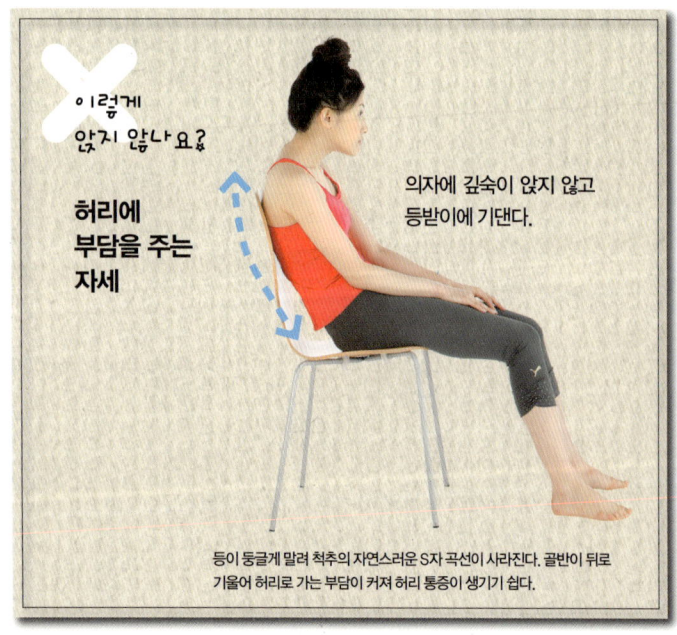

✗ 이렇게 앉지 않나요?

허리에 부담을 주는 자세

의자에 깊숙이 앉지 않고 등받이에 기댄다.

등이 둥글게 말려 척추의 자연스러운 S자 곡선이 사라진다. 골반이 뒤로 기울어 허리로 가는 부담이 커져 허리 통증이 생기기 쉽다.

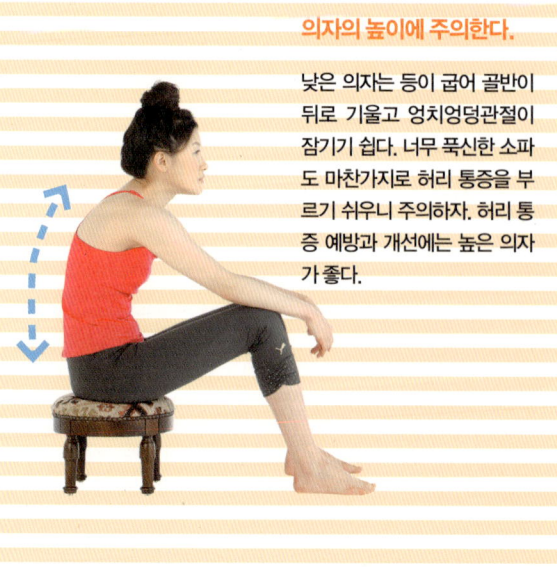

의자의 높이에 주의한다.

낮은 의자는 등이 굽어 골반이 뒤로 기울고 엉치엉덩관절이 잠기기 쉽다. 너무 푹신한 소파도 마찬가지로 허리 통증을 부르기 쉬우니 주의하자. 허리 통증 예방과 개선에는 높은 의자가 좋다.

기본자세 3

바르게 걷기

중심이 살짝 뒤로 가도록 한다.

허리 통증을 치료하려면 매일 걸어야 한다. 그러나 걷는 자세가 나쁘면 오히려 허리 통증이 생길 수 있으니 주의하자. 항상 바른 자세를 유지하며 걷자.

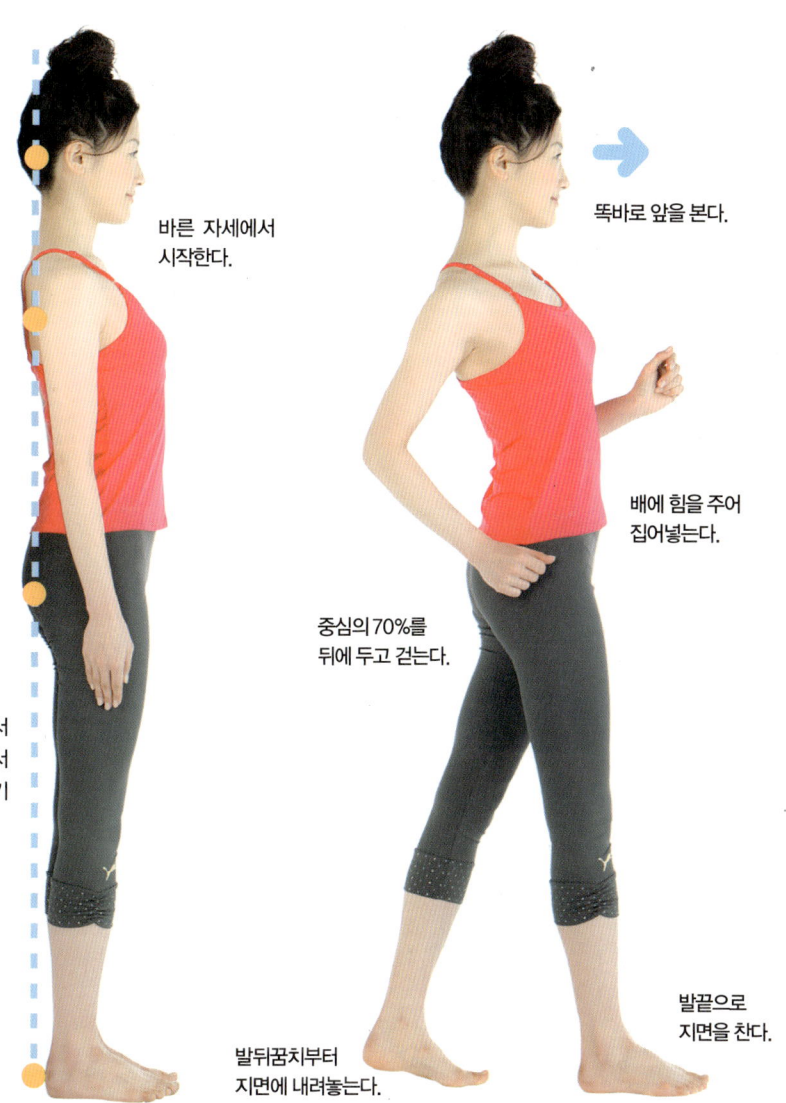

바른 자세에서 시작한다.

바르게 걸으려면 바른 자세로 서야 한다(65쪽). 벽을 이용해 서서 바른 자세를 몸에 익힌 다음 걷기 시작하자.

똑바로 앞을 본다.

배에 힘을 주어 집어넣는다.

중심의 70%를 뒤에 두고 걷는다.

발끝으로 지면을 찬다.

발뒤꿈치부터 지면에 내려놓는다.

천장에서 머리를 당기는 듯이 등을 쭉 펴고 중심을 살짝 뒤에 놓고 걷는다. 추간판 하나하나가 펴지는 느낌, 손발의 모든 관절이 부드럽고 리듬감 있게 움직이는 느낌으로 걸어야 한다.

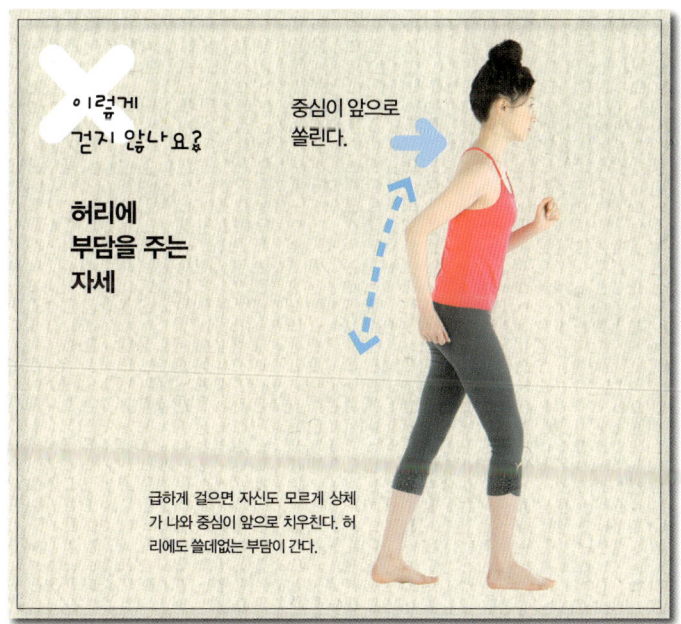

이렇게 걷지 않나요?

허리에 부담을 주는 자세

중심이 앞으로 쏠린다.

급하게 걸으면 자신도 모르게 상체가 나와 중심이 앞으로 치우친다. 허리에도 쓸데없는 부담이 간다.

유형별 걷는 포인트

숙이면 아픈 유형
중심을 뒤에 두고 천천히 걷는다. 매일 걷는 습관이 추간판을 건강하게 만들고 허리 통증 치료로 이어진다.

젖히면 아픈 유형
허리를 젖히기보다는 체중을 살짝 앞에 둔 자세로 걷는 것이 편하다. 아프지 않은 자세를 찾아 천천히 걷자.

치료보다 중요한 생활습관

생활습관에
허리 통증 완치의 답이 있다

무심코 한 동작에 허리 통증을 유발하는 원인이 숨어 있다. 그런 습관을 깨닫기는 어렵지만,
알게 되었다면 바른 자세와 동작을 취할 수 있도록 노력하자.

허리로 가는 부담을 줄이도록 무릎을 구부려
물건 들어 올리기

바닥에 놓인 물건을 들어 올리는 동작은 그 방법에 따라 허리를 삐끗할 수 있는 위험한 동작이다. 무거운 물건을 들어 올릴 때는 물론이고, 가벼운 물건이라도 '허리를 구부리지 않고 무릎을 구부려 들어 올리는 습관'을 들이도록 하자.

무릎을 펴고 들어 올린다.
무릎을 편 채로 상반신만을 숙여 물건을 들어 올리면 허리 주변 관절에 부담이 집중된다. 가벼운 물건이라도 주의하자.

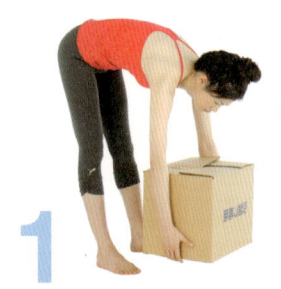
1 무릎을 펴고 바닥에 놓인 물건을 든다.

허리 주변에 큰 부담이 간다.

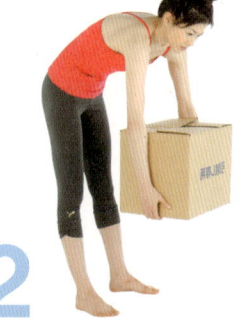
2 몸에서 물건을 떨어뜨려서 들고 상체를 일으킨다.

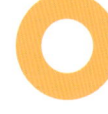
무릎을 구부려 들어 올린다.
고관절, 무릎관절, 발목관절을 사용하므로 부담이 분산되어 허리로 가는 부담이 적어진다.

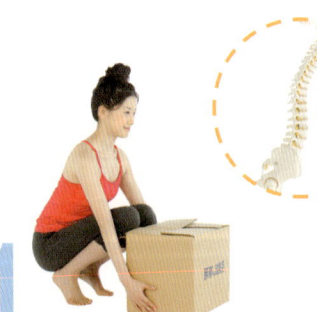
1 물건과 가까운 위치에 서서 무릎을 굽히고 허리를 내린다.

앞으로 숙이지 않아 허리로 가는 부담이 줄어든다.

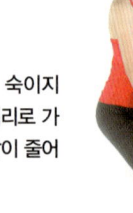
2 물건을 몸 쪽으로 당겨서 들고 천천히 일어선다.

무거운 물건은 혼자 들지 않는다.
30kg 이상인 무거운 물건을 혼자서 들어 올려 옮기면 허리로 가는 부담이 커져 자칫하면 허리를 삐끗할 수 있다. 무거운 물건은 다른 사람과 함께 옮기자.

간단한 방법으로
몸에 가는 부담이 크게 달라지는
짐 들기

짐이나 가방을 한쪽으로만 들면 척추도 한쪽으로 굽어 균형을 맞추려고 한다. 항상 같은 쪽으로 짐을 들면 그 방향으로 기울어져 허리와 어깨에 큰 부담을 준다. 특히 무거운 짐은 되도록 양쪽에 똑같은 무게로 나눠서 들자.

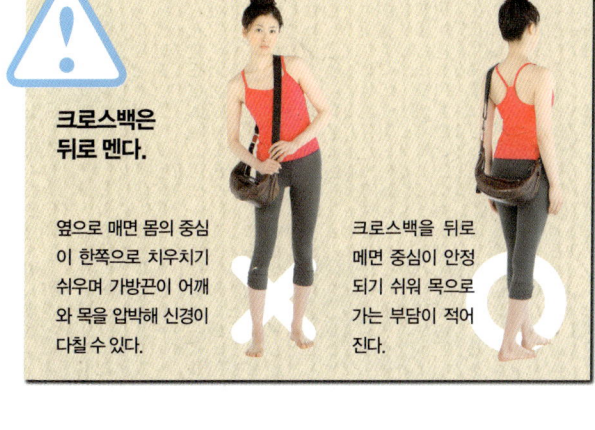

크로스백은 뒤로 멘다.

옆으로 매면 몸의 중심이 한쪽으로 치우치기 쉬우며 가방끈이 어깨와 목을 압박해 신경이 다칠 수 있다.

크로스백을 뒤로 메면 중심이 안정되기 쉬워 목으로 가는 부담이 적어진다.

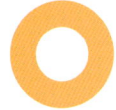 **양손으로 든다.**
짐을 나눠서 좌우의 무게를 같게 만든다. 짐을 나눌 수 없을 때는 좌우 손을 번갈아 가며 든다.

 **한손으로 든다.**
몸의 중심이 짐을 든 쪽으로 치우치거나 균형을 맞추기 위해 짐을 든 손의 반대쪽으로 기울어진다. 항상 같은 쪽으로 짐을 들면 허리뼈, 골반, 어깨를 다칠 수 있다.

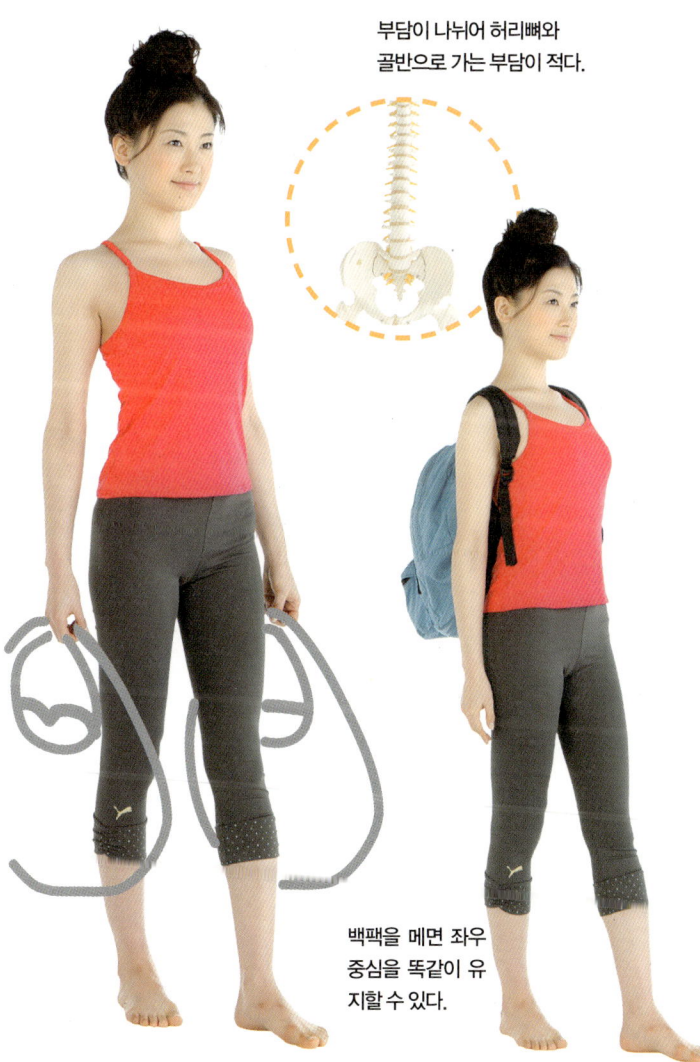

부담이 나뉘어 허리뼈와 골반으로 가는 부담이 적다.

백팩을 메면 좌우 중심을 똑같이 유지할 수 있다.

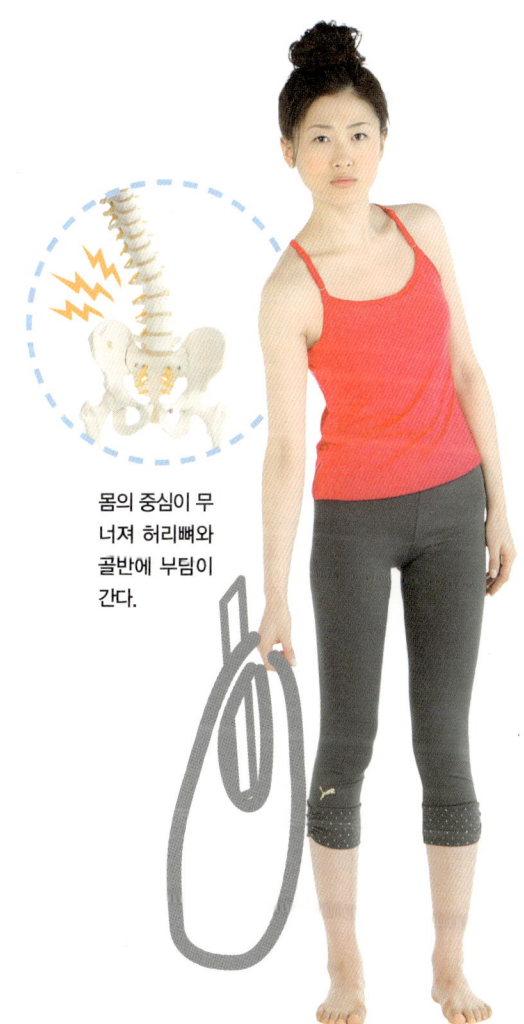

몸의 중심이 무너져 허리뼈와 골반에 부담이 간다.

**방바닥에 잘못 앉는 자세가
허리 통증을 부른다.**

바닥에 앉기

무릎을 안고 앉으면 허리 통증이 생기기 쉽다. 무릎을 꿇고 앉는 것이 허리로 가는 부담이 가장 적다. 이때 새우등이 되지 않도록 주의하자. 허리와 허벅지, 무릎이 아파 오면 엉덩이에 방석을 깔고 앉자.

 무릎을 안고 앉기
무릎을 안고 오랫동안 앉아 있으면 천골이 기울어 눌리기 때문에 엉치엉덩관절이 잠기기 쉽다.

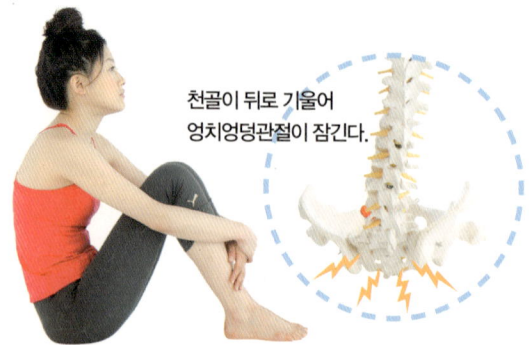

천골이 뒤로 기울어 엉치엉덩관절이 잠긴다.

 **책상다리**
골반이 뒤로 기울기 쉬우니 주의하자. 책상다리로 앉을 때는 엉덩이 밑에 쿠션을 반으로 접어서 깔면 골반이 바르게 선다.

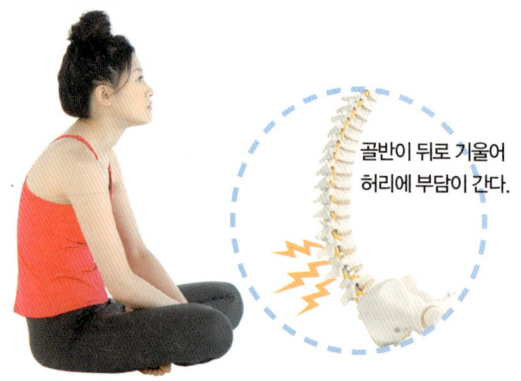

골반이 뒤로 기울어 허리에 부담이 간다.

 다리를 옆으로 풀고 앉기
중심이 좌우로 무너져 척추가 휘기 쉽다. 옆으로 다리를 풀고 앉을 때는 가끔 좌우 다리를 바꾸자.

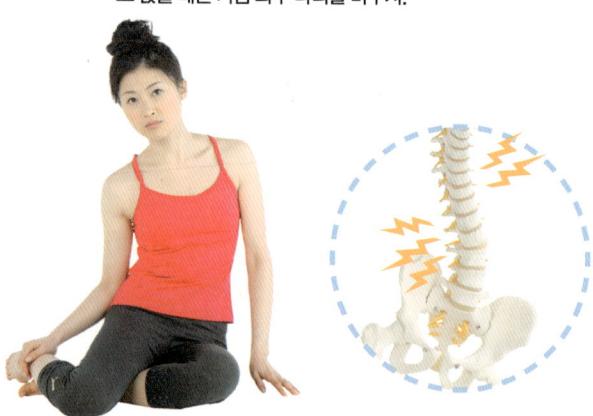

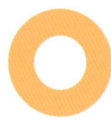 **무릎 꿇고 앉기**
등을 쭉 펴고 앉는다. 시선을 앞에 두면 등이 굽지 않는다. 오랜 시간 앉을 때는 엉덩이 밑에 쿠션을 반으로 접어서 깔면 척추가 똑바로 선다.

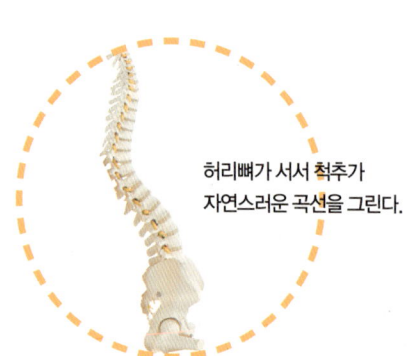

허리뼈가 서서 척추가 자연스러운 곡선을 그린다.

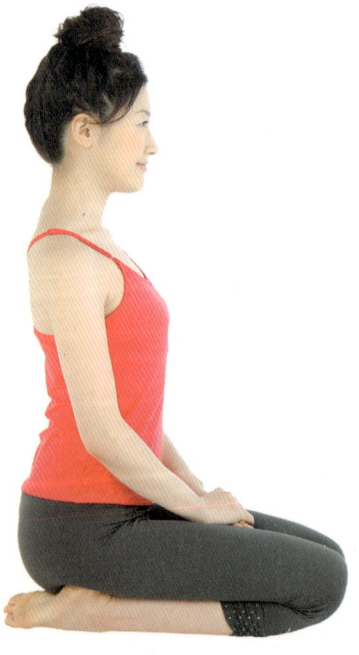

 **같은 자세를 지속하지 않는다.**
아무리 좋은 자세라도 장시간 지속하면 혈액순환이 나빠져 허리에 통증이 생기는 원인이 된다. 가끔 자세를 바꾸거나 스트레칭을 해서 근육의 긴장을 풀자. 벽에 등을 대고 똑바로 서는 바른 자세(65쪽)를 취하는 것도 좋다.

등이 굽으면 추간판을 압박해
허리 통증이 생긴다.
컴퓨터 사용하기

의자에 앉아서 하는 작업은 편한 것 같지만 앉으면 설 때보다 허리의 압박이 커진다. 게다가 일에 집중하면 등이 굽기 쉬우며 장시간 같은 자세를 유지하기 쉬워 허리에 큰 부담이 간다. 20~30분마다 스트레칭을 해 허리 통증을 예방하자.

중심을 뒤에 놓고 등을 편다.
화면에서 얼굴을 떨어뜨리고 등을 펴서 몸의 중심이 뒤로 가도록 앉는다. 시선을 정면으로 유지할 수 있도록 화면 높이를 조정한다.

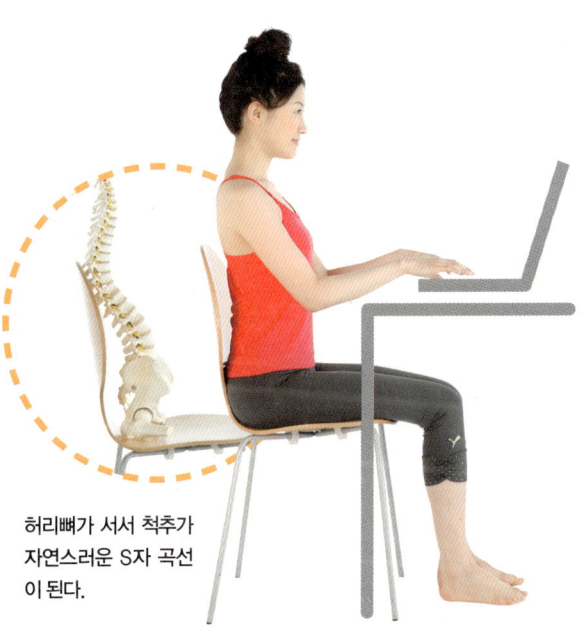

허리뼈가 서서 척추가 자연스러운 S자 곡선이 된다.

등이 굽기 쉬운 사람은
의자 위에서 무릎을 꿇고 앉으면 등이 펴져 허리로 가는 부담이 줄어든다. 그리고 의자의 등받이와 등 사이에 수건 등을 끼우면(66쪽) 등의 곡선을 유지할 수 있다.

앞으로 숙여 화면을 본다.
몸을 앞으로 숙인 상태로 장시간 작업을 하면 등이 굽어 허리로 가는 부담이 커진다.

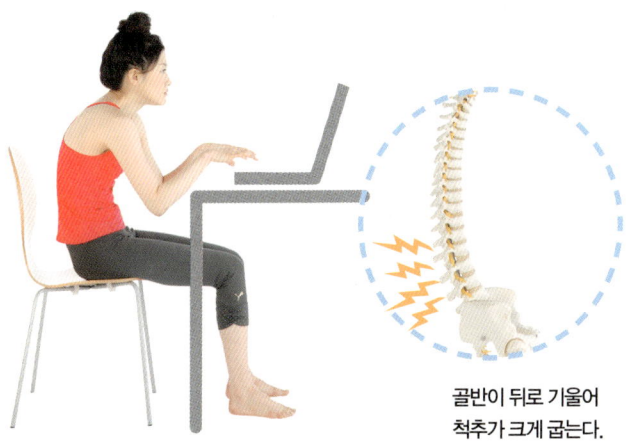

골반이 뒤로 기울어 척추가 크게 굽는다.

등받이에 기댄다.
의자에 깊숙이 앉지 않고 등받이에 기대면 허리뼈가 자연스러운 S자 곡선을 그리지 못해 허리에 부담이 간다.

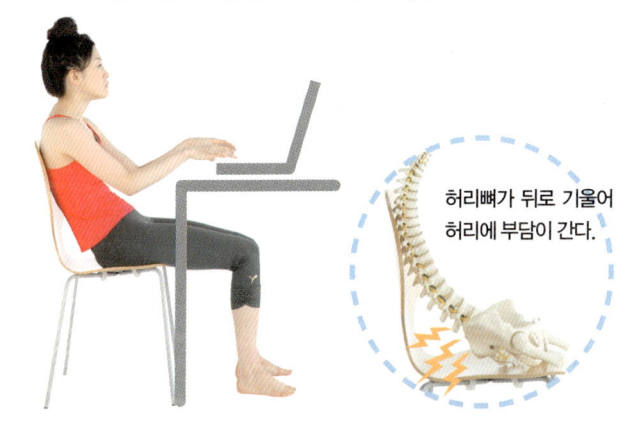

허리뼈가 뒤로 기울어 허리에 부담이 간다.

비스듬히 화면을 본다.
컴퓨터를 비스듬히 놓고 화면을 보면 몸이 뒤틀려 허리로 가는 부담이 커진다.

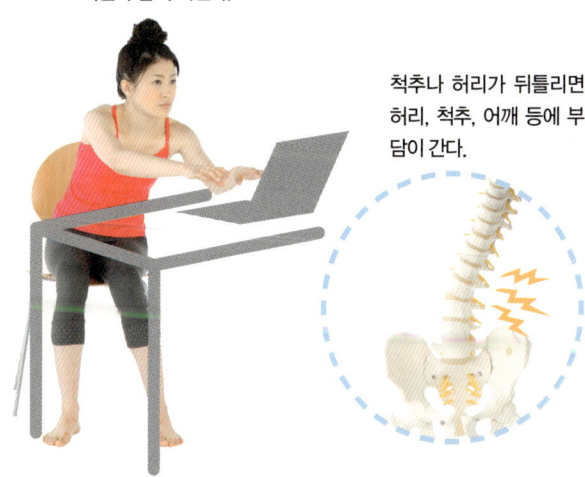

척추나 허리가 뒤틀리면 허리, 척추, 어깨 등에 부담이 간다.

청소기를 돌릴 때는
앞으로 숙이지 말자.
청소기 사용하기

청소기는 호스가 짧으면 등이 굽기 쉬워 허리 통증이 생긴다. 등을 똑바로 편 자세로 사용할 수 있도록 호스의 길이를 조절하자. 대가 짧은 대걸레나 걸레를 사용할 때도 마찬가지다. 앞으로 몸을 숙이지 않도록 항상 주의하자.

 **앞으로 몸을 숙여서 돌린다.**
청소기 호스를 앞으로 멀리 움직일 때 앞으로 숙이기 쉽다. 허리를 20° 구부리면 똑바로 섰을 때보다 1.5배의 부담이 허리로 간다.

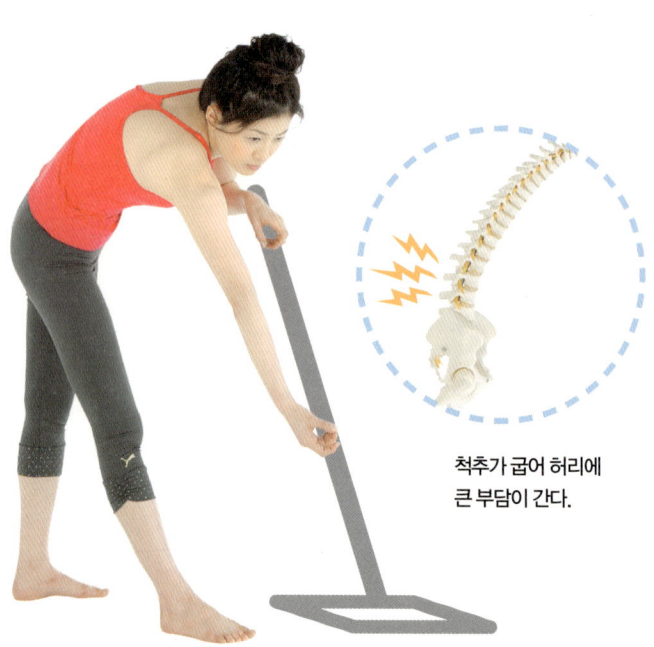

척추가 굽어 허리에 큰 부담이 간다.

바닥에 걸레질을 할 때는 허리를 내려서
걸레질을 하면서 허리를 삐끗하는 사람이 적지 않다. 상체만 굽히는 동작은 물론 엉거주춤한 자세로 바닥을 닦으면 허리로 가는 부담이 상당히 크니 삼가야 한다. 무릎을 구부린 다음 한쪽 무릎을 바닥에 대고 허리를 내려 되도록 상체가 앞으로 기울지 않도록 해야 부담이 적다.

○ **등을 펴고 돌린다.**
청소기 호스가 짧을 때나 소파 밑을 돌릴 때는 엉거주춤한 자세를 취하지 말고 무릎을 구부려 허리를 낮춘다.

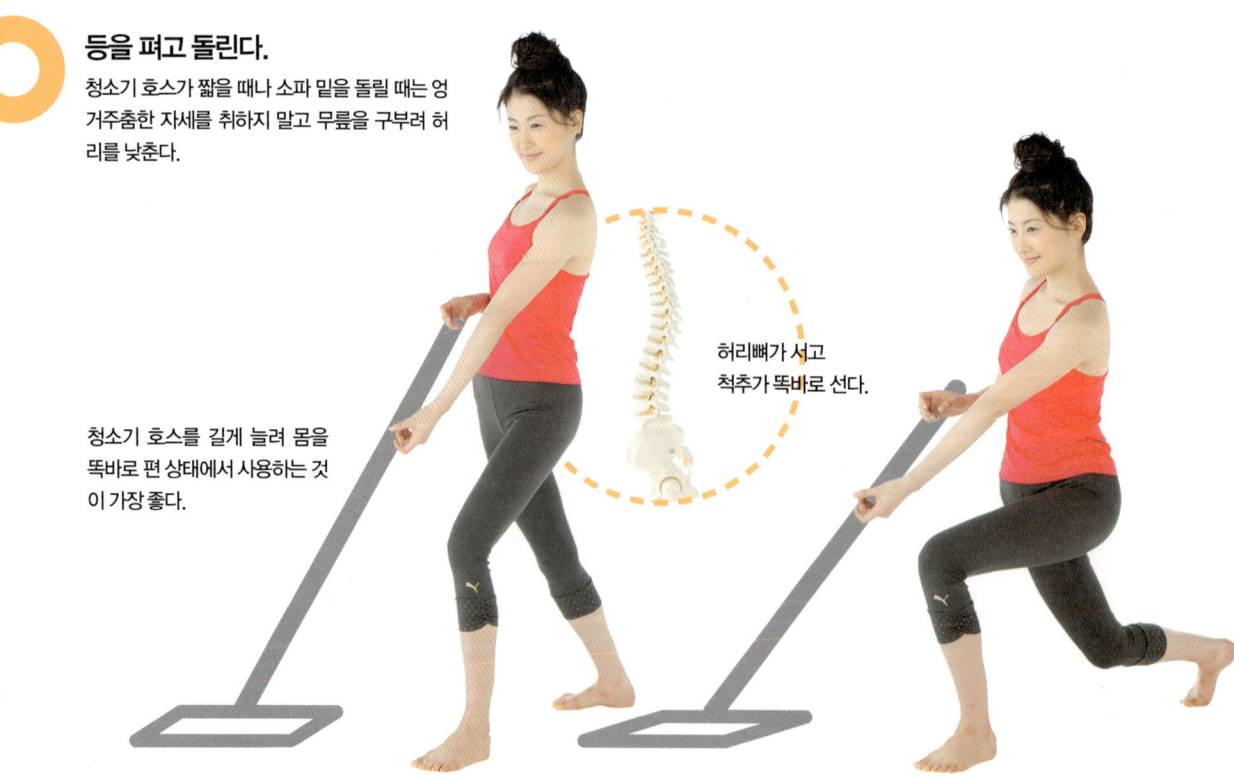

청소기 호스를 길게 늘려 몸을 똑바로 편 상태에서 사용하는 것이 가장 좋다.

허리뼈가 서고 척추가 똑바로 선다.

서는 법을 바꾸고 도구를 재배치해 허리를 쉬게 한다.
주방에서 일하기

싱크대나 조리대의 높이와 배치가 맞지 않으면 앞으로 몸을 숙이게 되거나 몸이 뒤틀려 허리에 부담이 집중된다. 요리할 때 허리가 아픈 사람은 자신의 자세부터 확인하자. 조리대의 높이를 바꾸기 전에 개선할 수 있는 점은 없는지 확인하자.

앞으로 몸을 숙인다.
조리대가 낮은 경우는 물론, 도마나 수도꼭지가 몸과 떨어져 있으면 앞으로 숙이기 쉬워 허리 통증이 생긴다.

비스듬히 손을 뻗는다.
비스듬한 곳에 있는 재료를 자르거나 조리를 하면 몸이 뒤틀려 허리에 쓸데없는 부담을 주게 된다.

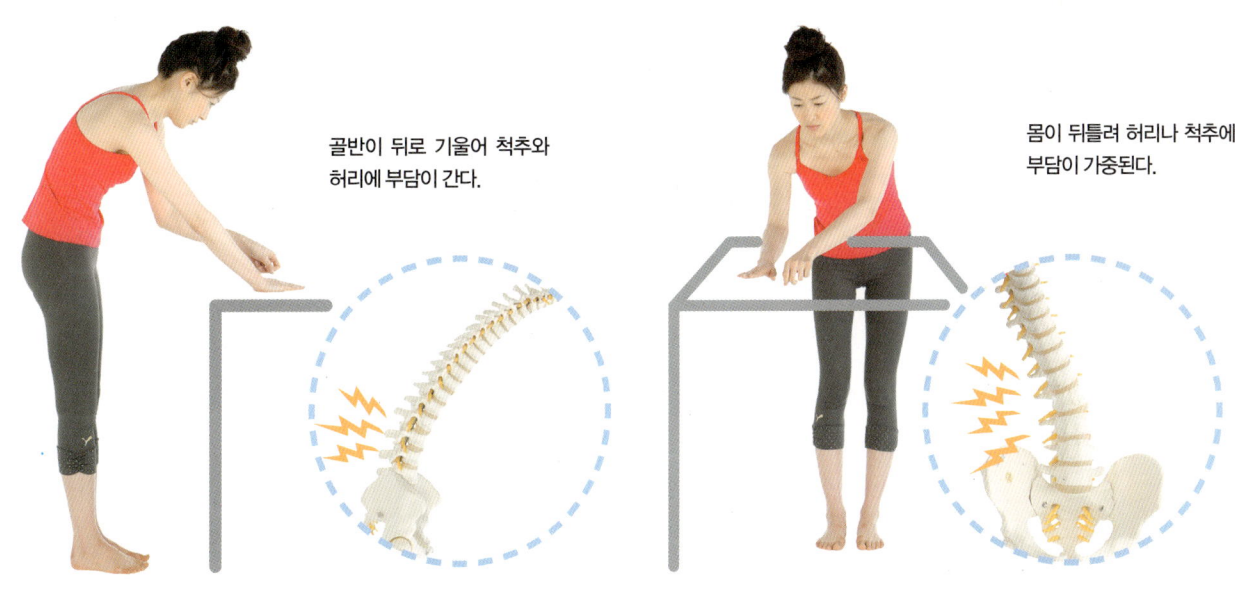

골반이 뒤로 기울어 척추와 허리에 부담이 간다.

몸이 뒤틀려 허리나 척추에 부담이 가중된다.

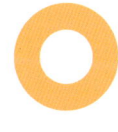
등을 쭉 편다.
조리대나 싱크대에 몸을 붙이고 다리를 벌리고 선다. 등이 굽지 않도록 주의하자.

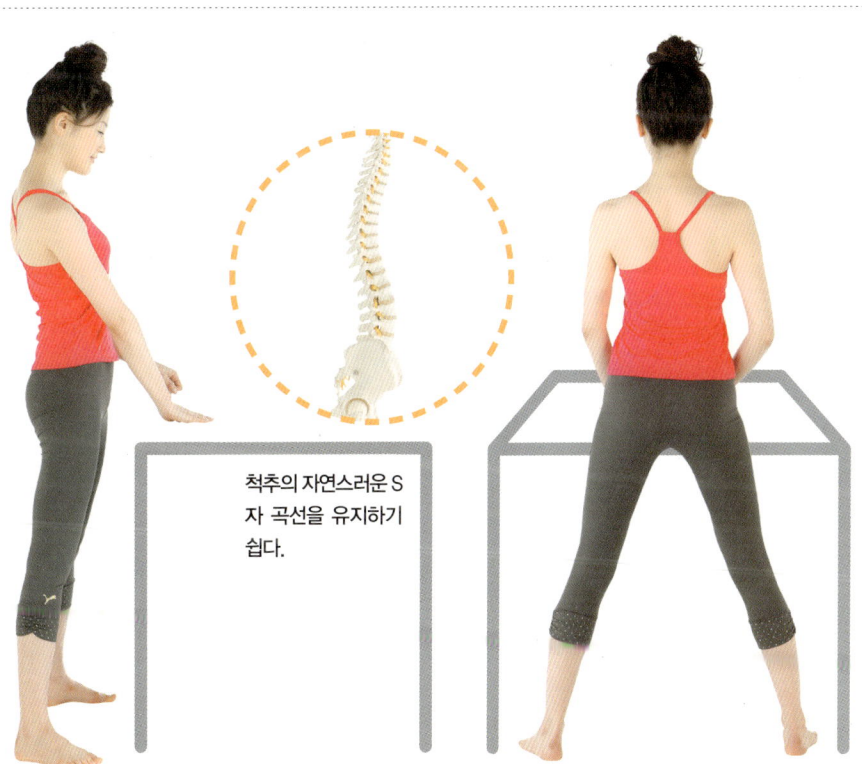

척추의 자연스러운 S자 곡선을 유지하기 쉽다.

이동할 때 조금만 신경 쓰면
허리가 편해진다.

대중교통 이용하기

계단을 오르내리거나 전철과 버스를 탈 때 허리에 부담을 줄 수 있다. 승차 시간이 길거나 허리가 아플 것 같을 때 습관화하면 좋은 자세를 소개한다.

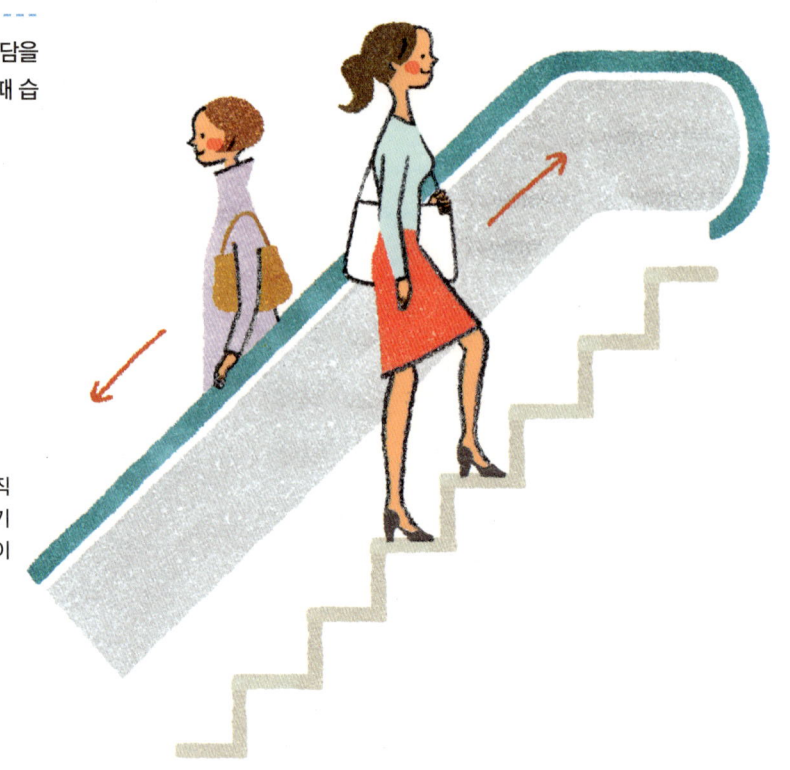

● 계단

허리가 아플 때는 내려가는 것을 삼간다.

운동량을 늘리기 위해 계단을 이용하는 것은 바람직하지만, 계단을 내려가는 것은 허리에 큰 부담을 주기 때문에 허리가 아플 때는 무리하지 말고 에스컬레이터나 엘리베이터를 이용하자.

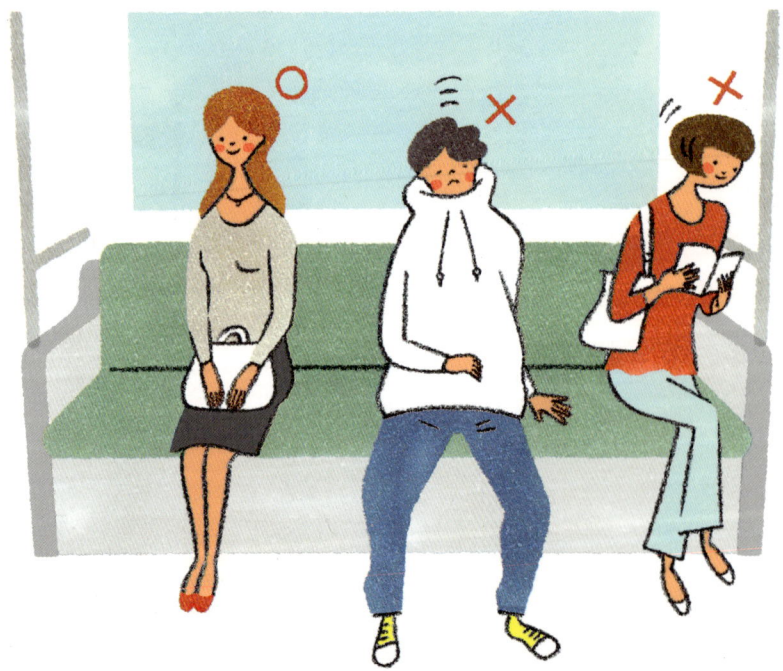

● 좌석

깊숙이 앉아 등을 편다.

의자에 깊숙이 앉지 않고 등받이에 기대면 허리가 뒤로 기울어 좋지 않다. 좌석 끝의 봉이나 칸막이에 비스듬히 기대는 자세도 좌우의 중심이 무너져 허리로 가는 부담이 커진다. 등을 펴고 의자에 깊숙이 앉자.

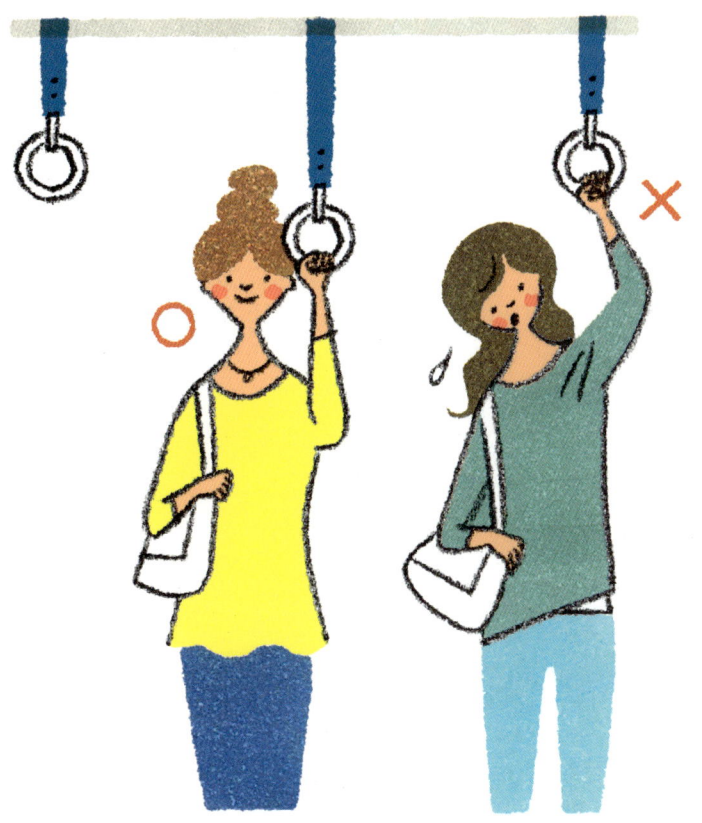

손잡이

좌우를 교대로 바꿔 잡는다.

손잡이를 계속 같은 손으로 잡으면 한쪽으로 중심이 쏠리게 된다. 가끔 좌우 손을 바꿔 가며 잡자. 높은 손잡이는 중심이 좌우로 치우치기 쉬우니 장시간 잡지 말자.

손잡이 봉

손잡이 봉의 가까이에 서서 잡는다.

흔들리는 차 안에서는 위에 달린 손잡이보다 봉을 잡는 것이 훨씬 안정적이다. 손잡이 봉은 가까이에 서서 잡고 좌우 손을 가끔 바꿔 잡자. 다리를 벌리고 서면 더욱 안정적이다.

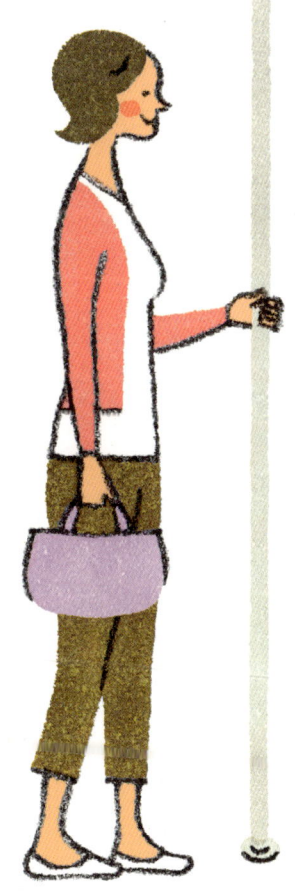

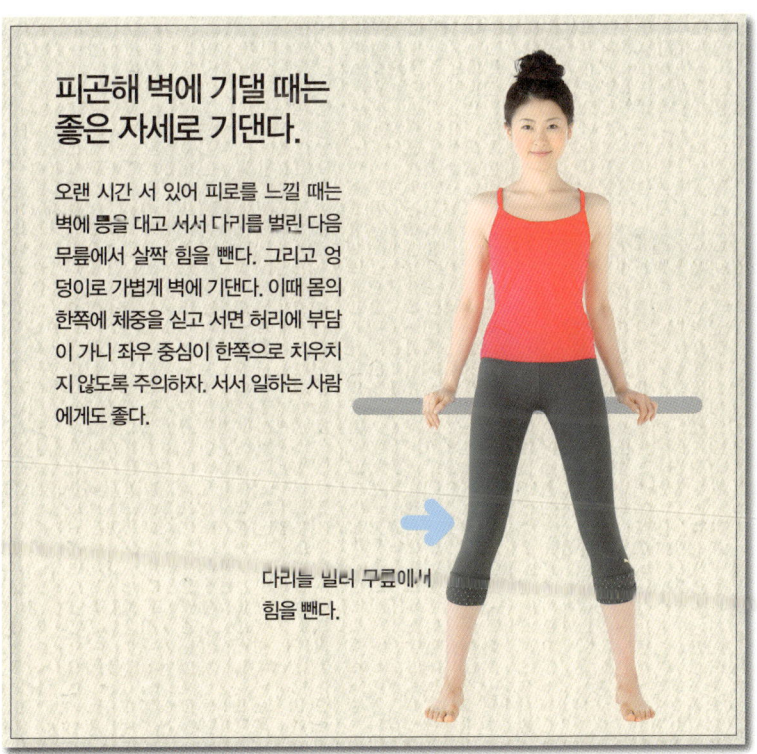

피곤해 벽에 기댈 때는 좋은 자세로 기댄다.

오랜 시간 서 있어 피로를 느낄 때는 벽에 등을 대고 서서 다리를 벌린 다음 무릎에서 살짝 힘을 뺀다. 그리고 엉덩이로 가볍게 벽에 기댄다. 이때 몸의 한쪽에 체중을 싣고 서면 허리에 부담이 가니 좌우 중심이 한쪽으로 치우치지 않도록 주의하자. 서서 일하는 사람에게도 좋다.

다리를 벌려 무릎에서 힘을 뺀다.

잘못된 상식을 갖고 운동하면
허리 통증이 더욱 악화된다.
운동하기

허리 통증에 좋다는 운동 중에는 효과가 전혀 없거나 오히려 통증을 악화시키는 것이 있다. 허리 통증 개선과 예방에 좋은 운동은 자신에게 맞는 공 체조와 스트레칭, 걷기와 같은 적당한 운동이다.

 **허리 통증 체조**
복근 트레이닝이나 외복사근 트레이닝은 허리 통증 예방에 도움이 되지 않는다. 특히 허리를 삔 후 복근이나 등을 단련하면 오히려 증세가 악화될 수 있다.

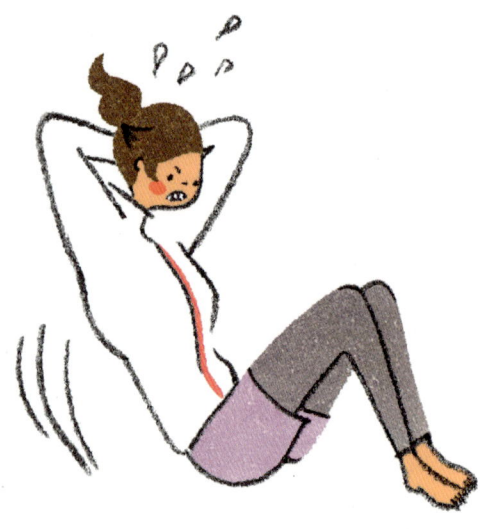

 **수중 워킹**
허리 통증을 치료하려면 몸을 따뜻하게 유지해야 한다. 수중 워킹이나 수영은 몸을 차갑게 만들어 혈액순환이 나빠진다. 특히 젖히면 아픈 유형은 냉증에 주의하자.

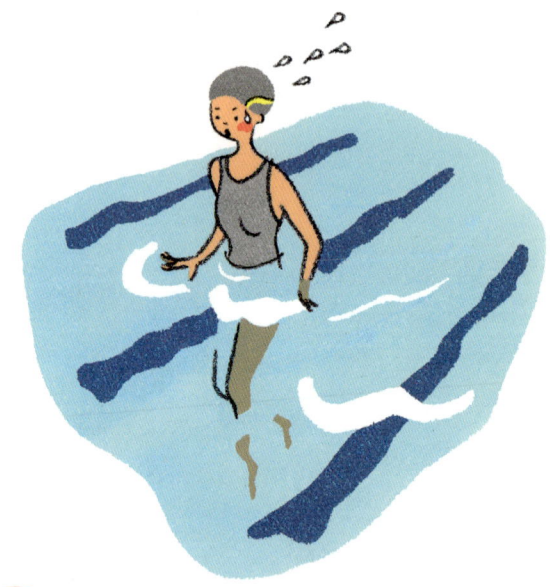

 **자신에게 맞는 무리 없는 운동**
앞으로 숙이면 아픈 유형은 물개 체조, 젖히면 아픈 유형은 정글짐 체조와 같이 자신의 허리 통증에 맞는 체조를 습관화하면 효과를 볼 수 있다.

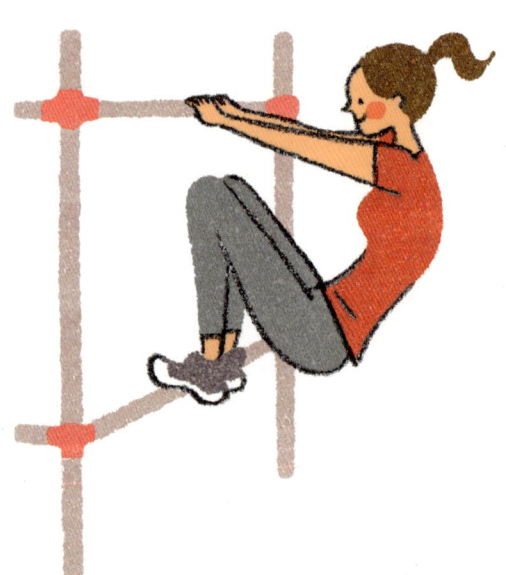

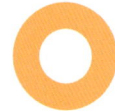 **걷기**
하루에 20분씩 걸으면 혈액순환이 좋아져 허리 통증은 물론 스트레스 해소에도 아주 좋다. 단, 자세에 신경 쓰면서 걷자.

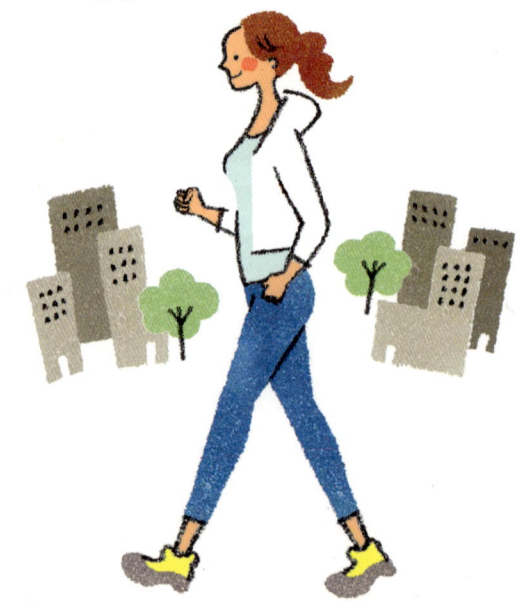

목욕은 허리를 치료할 수 있는
가장 좋은 기회!
목욕하기

몸을 따뜻하게 만들어 혈액순환을 촉진시켜 허리 통증을 빨리 낫게 하는 입욕은 매우 좋은 습관이다. 여름에도 전신욕을 하자. 특히 뒤로 젖히면 아픈 유형은 통증이 심할 때 아침저녁으로 두 번씩 하는 것이 좋다.

샤워
샤워만으로는 몸이 따뜻해지지 않는다.

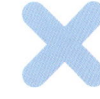
반신욕
반신욕이 건강에 좋기는 하지만 목 관절이 따뜻해지기 어려운 것이 흠이다. 목이 차가우면 허리에도 영향을 미친다. 특히 냉증이 있는 사람은 주의하자.

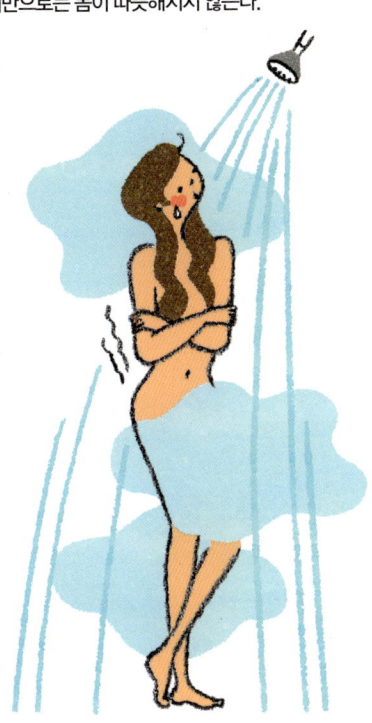

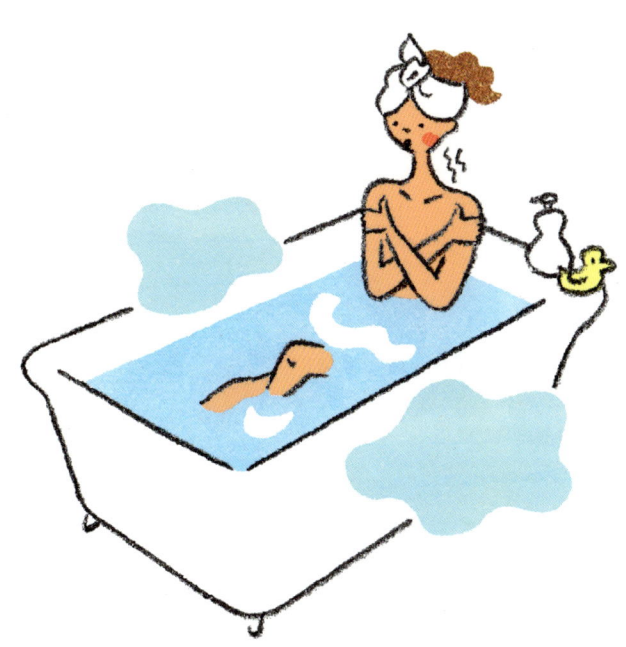

어깨까지 물에 담근다.
38~39℃의 따뜻한 물에 10분간 몸을 담근다. 머리, 어깨, 양 팔꿈치를 물에 넣고 따뜻하게 만드는 것이 포인트이다.

목까지 담글 수 없을 때는 양 팔꿈치를 확실히 물에 담그자. 팔꿈치를 따뜻하게 하면 그 열이 전신에 전달된다.

낮은 욕실 의자에 앉을 때 주의하자.
욕실 의자가 너무 낮으면 앞으로 몸을 숙이게 되어 허리에 부담이 간다. 욕실 의자는 되도록 높은 것, 자신에게 맞는 높이로 조절할 수 있는 것을 선택하자.

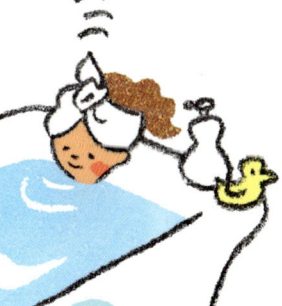
주의
뜨거운 물에 들어가서 10분 정도 있으면 일사병이 생길 수 있다. 너무 뜨겁지 않게 물 온도를 조절하고 입욕 전후에 물을 마시자.

내게 맞는 침구를 마련하고
내게 맞는 자세로 잠들자.

잠자기

허리 통증에는 딱딱한 요나 침대가 좋다고 생각하기 쉽지만, 통증의 유형에 맞춰 바꾸는 것이 좋다. 베개 사용법과 자는 자세도 허리 통증 유형에 따라 다르다.

숙이면 아픈 유형

위를 향해 누워 허리뼈의 부담을 줄인다.

조금 딱딱한 침대나 요에서 베개를 사용하지 말고 몸을 똑바로 펴고 자는 것이 좋다. 또한 한쪽 근육에만 체중을 싣지 않도록 뒤척이며 자자.

이불
조금 딱딱한 것이 좋다.

베개
위를 향해 누웠을 때는 사용하지 말고 뒤척거리다 옆으로 누웠을 때 좌우의 베개를 사용하면 목에 부담이 가지 않는다.

뒤척임
한쪽 근육에 체중이 실리지 않도록 뒤척이며 잔다.

자세
위를 향해 눕거나 똑바로 몸을 펴고 잔다. 허리가 아플 때 옆으로 누워 자면 조금 편해진다.

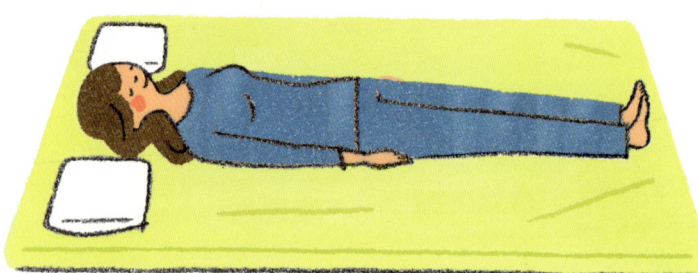

젖히면 아픈 유형

몸을 둥글게 말아 등쪽의 척추를 편다.

허리뼈의 피로골절이나 척추관의 협착이 있다면 환부를 감싸는 부드러운 이불이 좋다. 통증이 있을 때는 옆으로 누워 몸을 둥글게 말고 자자.

이불
허리가 굽은 상태를 유지할 수 있도록 조금 부드러운 것이 좋다.

자세
몸을 둥글게 만든 자세가 편하다.

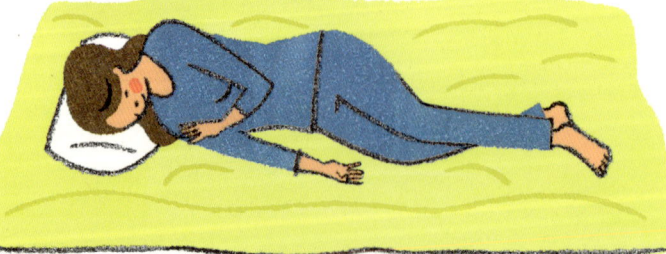

※ 척추 분리증과 같은 피로골절의 경우, 옆으로 누워서 자면 통증이 적다. 하지만 위를 향해 눕는 것이 허리에 가장 부담이 적다. 통증이 가벼워지면 똑바로 누워서 자자.

좋은 수면이 허리 통증을 치유한다.

자는 도중에는 성장 호르몬을 비롯해 각종 호르몬이 활발하게 분비된다. 그 덕에 세포 재생이 촉진되어 몸의 자연치유력이 높아진다. 피로나 스트레스 해소, 자율신경 작용 조절에도 도움이 된다. 허리 통증을 예방하고 개선하려면 꾸준히 공 체조도 해야 하지만 매일 숙면을 취해야 한다.

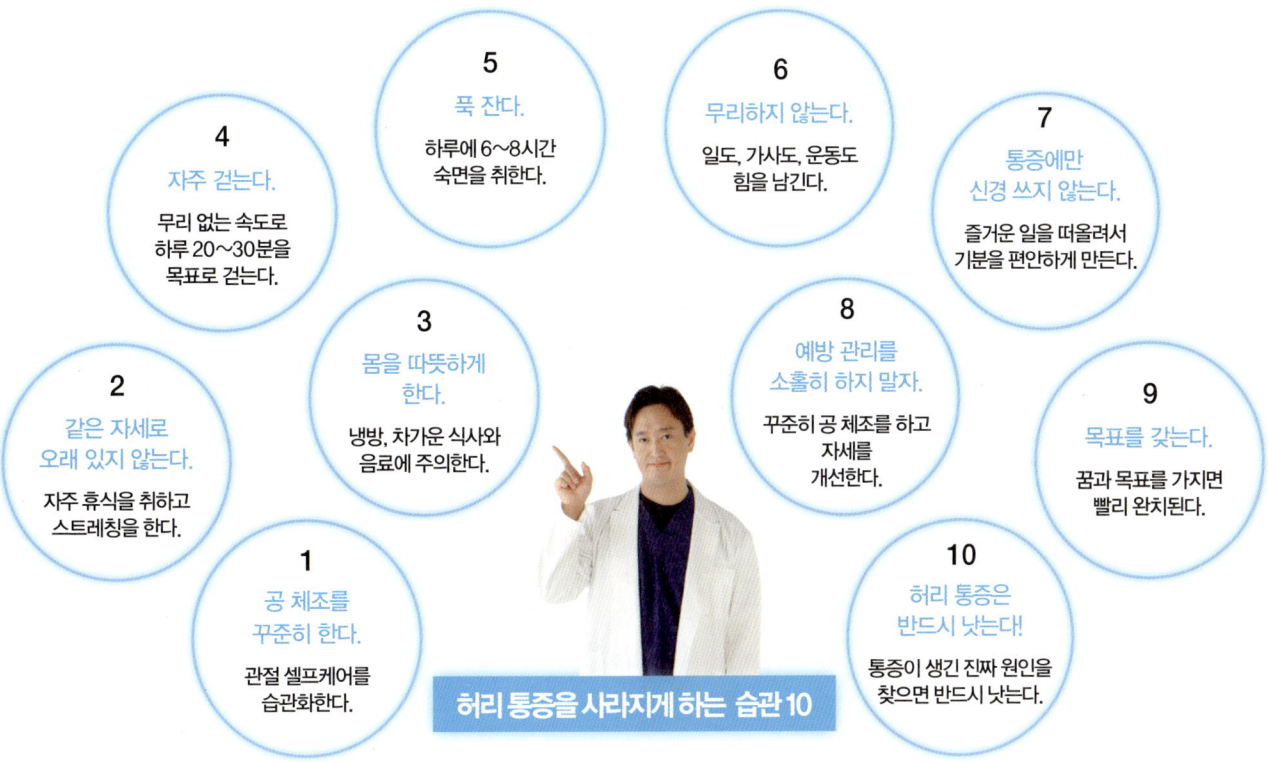

허리 통증을 사라지게 하는 습관 10

1. 공 체조를 꾸준히 한다. 관절 셀프케어를 습관화한다.
2. 같은 자세로 오래 있지 않는다. 자주 휴식을 취하고 스트레칭을 한다.
3. 몸을 따뜻하게 한다. 냉방, 차가운 식사와 음료에 주의한다.
4. 자주 걷는다. 무리 없는 속도로 하루 20~30분을 목표로 걷는다.
5. 푹 잔다. 하루에 6~8시간 숙면을 취한다.
6. 무리하지 않는다. 일도, 가사도, 운동도 힘을 남긴다.
7. 통증에만 신경 쓰지 않는다. 즐거운 일을 떠올려서 기분을 편안하게 만든다.
8. 예방 관리를 소홀히 하지 말자. 꾸준히 공 체조를 하고 자세를 개선한다.
9. 목표를 갖는다. 꿈과 목표를 가지면 빨리 완치된다.
10. 허리 통증은 반드시 낫는다! 통증이 생긴 진짜 원인을 찾으면 반드시 낫는다.

허리에 대한 불안감이 사라지면
인생이 즐거워진다

허리는 일상생활에 필요한 여러 가지 자세와 동작을 취하기 위한 중요 포인트, 즉 몸의 핵심이다. 나는 '허리는 인생의 토대'라고 생각한다.

허리에 통증이나 이상이 있으면 운동이나 취미생활은 물론 가사나 직장 생활과 같은 일상적인 활동에 지장이 생긴다. 일상생활의 모든 동작을 허리에 대한 불안감 때문에 제대로 할 수 없어 새로운 일에 도전하고 싶은 마음이 사라지는 것은 물론 우울증에 걸리기도 십상이다.

반대로 허리에 대한 불안감이 사라져 마음대로 움직일 수 있게 되면 상황은 180°로 변한다. 즐길 수 있는 운동이 많아지고 기분까지 좋아져 적극적이 된다. 거기다 살아가는 방식마저 긍정적으로 바뀐다. 환자의 이런 변화를 눈으로 직접 확인해 온 까닭에 허리가 나아야만 인생이 즐거워진다고 생각하게 되었다.

허리 통증이 생기는 원리를 이해하고 자기에게 맞는 체조를 하며, 자세와 동작을 개선하려고 노력하면 허리 통증은 극복할 수 있다. 물론 증상과 원인에 따라 정형외과나 물리치료원의 힘을 빌려야 할 때도 있지만, 허리 통증 완치라는 목표에 도달하려면 강한 의지를 갖고 꾸준히 노력해야 한다.

이 책이 도움이 되어 허리 통증과 이별하고 통증과 불안감 없는 하루를 보낼 수 있길 바란다.

통증이 생기는 데는 반드시 원인이 있다.
허리 통증이 일어나는 원인과 이유를 바로 알고
올바른 방법으로 예방하고 치료하면
허리 통증의 90%는 반드시 완치될 수 있다.